JN076456

感染症流行下
での
被災者支援

コロナ禍の経験を次の災害に生かす

編集

山﨑達枝
NPO法人 災害看護支援機構

日本看護協会出版会

はじめに

　まず、目に見えない病原体による未知の感染症対応の最前線で長きにわたり闘っておられる医療従事者の皆様に、心からの敬意と感謝の意を表したいと思います。感染しお亡くなりになられた方々のご冥福をお祈りするとともに、医療関係者に多くの教訓を残してくださいましたことに感謝いたします。

　2019年12月初旬に中国の武漢で第1例目の感染が報告された新型コロナウイルス感染症（COVID-19）は、一瞬にして世界に広がり、パンデミックを引き起こしました。国内で初めて感染が報告されたのは2020年1月で、同年4月中旬には全国に非常事態宣言が発令され、以降、わが国でも3密を避ける新しい生活様式が日常になり、これまで当たり前だった従来の生活は大きく変化しました。

　長い人類の歴史の中で、このようなパンデミックは幾度となく繰り返され、人類の歴史は疫病との闘いであったと言われています。例えば天平時代は、天然痘の流行とともに旱魃・飢饉、大地震と続き、社会は大きな不安にさらされました。こうした社会不安を取り除き、国家安寧の願いを込め、聖武天皇は東大寺の大仏を建立しました。それから1300年を経て、科学・医学が発達した現代でも、新興感染症は絶えることはありません。

　感染症を含めたすべての災害は、人知を超えた被害をもたらします。昭和・平成に私たちは度重なる自然災害に見舞われ、令和の今も新型コロナウイルス感染症という新たな災害を経験することとなりました。これらの災害は予知できないばかりか、私たちの想定を大きく超える多大な被害をもたらしました。今後も未知のウイルスの発生が考えられ、世界から疫病がなくなることはなく、人間とウイルスとの関係を断ち切ることは不可能なことと思います。

さらに昨今は、地球温暖化により豪雨災害が全国的に発生するなど、災害は多様化・進化しています。災害が発生すると、人々は避難生活を余儀なくされ、集団生活が始まります。特に自然災害発生後は、ライフラインが途絶えることから衛生環境が悪化し、また食糧不足により抵抗力・免疫力が低下するため、感染症発生のリスクが高くなります。災害支援にかかわる者は、感染予防対策の基本を熟知し、感染しない・感染させないよう細心の注意を払うことが必要になります。

　2023年1月、厚生労働省は同年5月8日をもって新型コロナウイルス感染症の感染症法上の分類を「2類」から「5類」に引き下げることを発表しました。これにより、3年間続いた厳しい感染対策も大幅に緩和されることになりました。

　本書は、新型コロナウイルス感染症だけでなく、今後発生するであろう別種の新興感染症も見据え、感染症流行下での被災地支援活動についてまとめたものです。私どもNPO法人 災害看護支援機構が2022年3月に発行したポケットサイズの『Withコロナの被災者援助マニュアル』をベースに、さらに内容を充実させるべく、メンバーと何度も話し合いを重ねてまとめました。災害発生直後から復興へと経過していく時間の流れ、また法的な問題など、感染症流行下において実際に被災地で支援活動を行う際のマニュアルになったと自負しております。支援活動の現場で本書を手元に置き、参考にしていただければ幸いです。

　最後になりましたが、発行に向けてご尽力下さいました日本看護協会出版会の中島悦子さん、金子あゆみさん、編集部の皆様に心よりお礼を申し上げます。

著者を代表して　2023年5月　山﨑 達枝

Contents

コラム

■編集

山﨑達枝　　四天王寺大学大学院看護学研究科

NPO 法人 災害看護支援機構（DNSO : Disaster Nursing Support Organization）
（上田耕蔵、小原眞理子、藤室玲治、松岡千代、宮越幸代、山﨑達枝）

■執筆

室崎益輝　　兵庫県立大学名誉教授／神戸大学名誉教授

上田耕蔵　　神戸協同病院院長／社会福祉法人 駒どり理事長

宮崎ゆか　　長野県立病院機構 県立木曽病院看護部

藤室玲治　　福島大学地域未来デザインセンター

永井幸寿　　アンサー法律事務所

松岡千代　　甲南女子大学看護リハビリテーション学部看護学科

小林賢吾　　熊本赤十字病院看護部

山﨑達枝　　前掲

山北翔大　　社会福祉法人 八代市社会福祉協議会地域福祉課地域福祉係

小原眞理子　京都看護大学大学院看護学研究科

宮越幸代　　長野保健医療大学看護学部看護学科

頼政良太　　被災地 NGO 恊働センター

第 I 章

災害と感染症

I

災害と感染症

室崎益輝

▼

　自然の凶暴化と社会の脆弱化が同時に進行する中で、災害の激甚化や巨大化さらには多様化がもたらされている。災害が大きく進化する時代を迎えているといってよい。その災害の進化を象徴するものとして、社会を震撼させている新型コロナウイルス感染症（以下、新型コロナ）の蔓延があった。災害は、社会あるいは文明の歪みの反映として顕在化するといわれるが、感染症はまさにその歪みの反映としての災害そのものである。

　この感染症を災害と位置づけて向き合うことにより、感染症を克服する正しい道筋がみえてくる。同時に、感染症の克服に真摯に正面から取り組むことにより、災害対策の進むべき普遍的な道筋が見出せる。それゆえに、現代の社会動向と災害動向をグローバルにとらえ、そこから災害と感染症の有機的な関連性を見出し、災害の進化に応え得る防災の進化を目指さなければならない。

1 ……… 災害の特質と動向

　感染症を論じる前に、災害全般について論じておきたい。災害の全体像あるいは災害の動向の中で、流行している新型コロナに象徴される新型の感染症が、どのように位置づけられるかをみていこう。

● 災害の概念・定義

　最初に、法制や辞書で災害がいかに定義されているかを、整理しておく。

　法制では、わが国の災害対策基本法をみると、その対象とする災害を「暴風、竜巻、豪雨、豪雪、洪水、崖崩れ、土石流、高潮、地震、津波、噴火、地滑りその他の異常な自然現象又は大規模な火事若しくは爆発その他その及ぼす被害

の程度においてこれらに類する政令で定める原因により生ずる被害」と定めている。地震や豪雨などの自然現象を主たる対象としつつ、人為現象としての大規模な火災や爆発なども対象としている。感染症は、基本法の例示では取り上げられていない。

　辞書をみると、広辞苑では「異常な自然現象や人為的原因によって、人間の社会生活や人命に受ける被害」[1]、大辞林では「地震・台風・洪水・津波・噴火・旱魃（カンバツ）・大火災・伝染病などによって引き起こされる不時のわざわい。また，それによる被害」[2]、大辞泉では「地震・台風などの自然現象や事故・火事・伝染病などによって受ける思わぬわざわい。また、それによる被害」[3]とある。辞書では、人為的な原因による破壊を災害に加える傾向が強く、感染症や伝染病をも災害として例示している。

　その中で、社会現象として構造的に定義しているのが、国際保健機関（WHO）である。それによると、「重大かつ急激な出来事による人間とそれを取り巻く環境との広範な破壊の結果、被災地域がその対応に非常な努力を必要とし、時には外部や国際的な援助を必要とするほどの大規模な非常事態」[4]と定義している。WHOは国際支援という立場から、紛争なども含めた大規模な破壊事象を災害ととらえている。

　こうした定義と筆者の今までの災害とのかかわりを踏まえて、ここでは災害の概念を以下のように定義しておく。

　「何らかの破壊力が作用して、不時の災いとして意図せず引き起こされる、人間や社会にとって好ましくない被害」を災害と定める。

　日常災害なども念頭に置き、事故や紛争なども視野に入れ、感染症や伝染病も意識して、ここでは災害を幅広く定義している。「破壊力の作用」「不時の災い」「好ましくない被害」が、災害を定義する3要素である。

▓ 破壊力の作用

　破壊力の作用という時、それは自然現象の場合もあるし人為現象の場合もある。また、外部からの力である場合もあるし内部からの力の場合もある。急性的な破壊力の場合もあるし慢性的な破壊力の場合もある。干ばつや公害などの持続的な外圧による破壊も災害ととらえている。

▓ 不時の災い

　不時の災いという時、予測が全くつかない場合もあるが、予測が不十分で不

意を突かれる場合もある。災害が不測の事態あるいは招かざる客といわれる所以である。消防庁は、火災を「人の意図に反して発生し若しくは拡大し、又は放火により発生して消火の必要がある燃焼現象」[5]と定義している。

▨ 好ましくない被害

好ましくない被害という時、その内容と規模の両面でみる必要がある。内容では、生命や生活の被害だけでなく、生業や生態の被害をもみなければならず、経済や文化さらには環境の被害をもみないといけない。規模では、社会に対する影響が軽微だと、WHOの定義のように災害とみなさない。災害対策基本法や災害救助法においても、法的対象とする災害を一定規模以上のものに限定している。

その一方で、個人を対象とすると、量的には小さな破損であっても、その回復に困難を伴う場合は支援が必要で、災害とみなし得る。個人にとっては、小規模な火災や交通事故であっても、災害である。被災の対象が社会か個人かで、災害の定義にかかる規模が違ってくる。

● 災害の特質

以上の概念規定を踏まえ、災害のもつ特質を整理しておこう。

▨ 発生面

発生面では、火源と着火物の関係に示されるように、加害側の攻めと受害側の守りの絡み合いの中で災害は起きる。社会の脆弱化が進むと、守りの弱さゆえの災害が増える。最近では、少子高齢化や過疎過密化、さらには経済優先化といった人為的あるいは社会的要因が、発生に深くかかわっている。社会的な矛盾や誤謬が災害の発生に深くかかわっているといって過言ではない。

▨ 拡大面

拡大面では、災害事象の拡散や連鎖が起きて、空間的にも時間的にも広がっていく。市街地大火や感染症蔓延のように空間的に広がっていく場合もあれば、経済衰退や人口流出のように時間的に広がっていく場合もある。後者の時間的な広がりでは、経済や文化、あるいは教育などの側面にも深刻なダメージを与えることになる。この拡大や連鎖のプロセスにも、社会的な脆弱性が深くかかわっている。

▓ 被災面

　被災面では、個人や社会に深刻かつ悲惨なダメージを与える。再生に必要な支援が得られず、絶望の淵に立たされる人が少なくない。企業の倒産も起こるし、地域の消滅も起こり得る。総じて、残虐で悲惨なものである。この悲惨さをいかに乗り越えるか、絶望からいかに立ちあがるかが問われる。この被災の過程で、貧困や格差さらには不公正といった社会的な欠陥性がかかわってくる。

● 災害の類型

　災害は多種多様である。感染症の位置づけを明らかにするために、災害の多様な類型に触れておきたい。災害は、その「発生の頻度」「被災の構造」「発生の原因」「発生の構造」などで区分される。

▓ 発生の頻度

　日常災害と非常災害に区分される。火災や交通事故などの発生頻度の高いものは日常災害とされる。住宅内での転倒事故や学校での体罰事故なども日常災害と位置づけられる。

　発生のメカニズムでは、継続増幅型の災害と突然変異型の災害に区分される。異常気象の継続による干ばつや環境悪化の影響による健康被害などが、継続増幅型である。公害も継続増幅型の災害とみなされる。

▓ 被災の構造

　被害が連鎖し拡大していくかどうかで、広域型と局地型に区分される。市街地大火や感染症の多くは広域型である。

　被災の規模では、被害のダメージが大きいか小さいかで、激甚型と非激甚型に区分される。被害が大きく経済的に大きな影響があると考えられる災害を激甚災害と認定し、被災地と被災者に必要な財政支援（激甚災害法）を行うようになっている。

▓ 発生の原因

　発生の引き金となる誘因が自然現象か人為現象かで、自然災害と人為災害に区分している（表 I -1）。自然災害は、さらに地球物理的な現象によるもの、気候気象的な現象によるもの、水理的な現象によるもの、生物的な現象によるものに区分される。地震や火山噴火などは地球物理、台風や豪雨などは気候気象、洪水や地滑りなどは水理、感染症や疫病などは生物によるものである。干ばつ

表1-1 ■ 災害の発生原因による類型

自然災害	地球物理的な現象、気候気象的な現象、水理的な現象、生物的な現象
人為災害	技術面の欠陥、倫理面の欠陥、活動面の欠陥

や山火事なども気候気象にかかわる災害とみなされる。

　その一方で、人為災害は、工業事故や交通事故などの技術面の欠陥によるもの、戦争や犯罪などの倫理面の欠陥によるもの、経営破綻や家庭事故など活動面の欠陥によるものに区分される。災害対策基本法では、この人為災害の範囲を狭くとらえているため、戦争や経営危機、あるいは環境破壊を災害ととらえる姿勢に欠けている。自らの誤りを正すという意味からも、人為災害に眼を向けなければならない。

▒ 発生の構造

　災害は簡単に自然災害か人為災害かといった2分法で区分できない。自然的要因と人為的要因が、災害の連鎖性や複合性といった特質ゆえに、密接にかかわり合っているからである。それゆえ、発生原因だけをみて、天災か人災かに区分するのは適切ではない。天災だといって、その責任をすべて自然に押しつけることは許されない。人為現象がいかにかかわっているかをみることが、災害対策ではキーポイントとなる。

　火災についてみると、火災の発生過程の人的ミスは人為現象である。ところが、その拡大過程の酸化反応は自然現象である。といって、拡大過程がすべて自然現象かというと、過密市街地の形成や公設消防力の弱さといった人為現象が深くかかわっている。感染症も同様で、感染そのものは自然現象であるが、感染を招く人口移動や拡大を許すケア不足などは人為現象である。豪雨災害でも、その発生過程では地球温暖化という人為現象がかかわっている。その豪雨はもとより地震や火山噴火などの災害についても、拡大過程や被災過程では行政対応の弱さなどを含め人為現象が深くかかわっている。

▒ 対策のあり方

　人為現象だけでなく、被災過程にも眼を向けることを忘れてはいけない。被害がどんどん拡散してゆく広域型なのか、被害がいつまでも癒えない長期型なのか、社会に大きなダメージを与える激甚型なのか、災害が次々と連鎖してゆ

　　　　　　　　　　I　災害と感染症

く複合型なのか、現地での再建が困難な離散型なのか。それによって、支援の
あり方も復興のあり方も変わってくる。

2 ········ 災害の動向と感染症

　新型感染症の蔓延を、さまざまな災害が襲いかかってくる現代の社会情勢の
中で、他の災害と関連づけてとらえることが欠かせない。

● 災害の時代

　この 30 年ほどの災害の動向をみると、自然災害も人為災害も強度や規模が
増大の傾向にある。

　自然災害では、大規模な地震や豪雨の回数が増加している。震度 6 弱以上
の地震の回数をみると、1990 年代は 10 回であったのが、2000 年代は 27 回、
2010 年代は 26 回と、21 世紀に入って急増している。時間雨量 50㎜ を超える
豪雨の年平均回数をみると、1980 年代は 222 回だったのが、1990 年代は 258 回、
2000 年代は 287 回、2010 年代は 327 回と、年々増加している。加えて、新型
コロナ災害の脅威にさらされている。

　人為災害では、家庭内事故やサイバーテロの件数が増大している。国際的な
飢餓や紛争も、この 10 年間をみると増大の傾向にある。約 7 億人が飢餓状態
にあり、約 1 億人が難民状態にある。

　このように、災害の巨大化、頻発化が進行している。ところで、ここで見逃
してはならないのは、こうした量的な変化が、災害の多様化や複合化さらには
長期化といった、災害の質的な変化を引き起こしていることである。新型感染
症の流行は、こうした質的変化の一環としてもたらされている。地球温暖化や
国際緊張化、さらには社会脆弱化といった共通の根源から、さまざまな災害が
生み出されている。経済危機に気候危機、さらには国際危機が重なり合って、
災害の複合化や多様化さらには慢性化を生み出している。

● 災害が求める防災の進化

　災害の進化が量的にも質的にも進んでいるといってよい。ところで、災害が
進化すれば防災も進化しなければならない。被害を軽減するためには、災害の

破壊力を上回る社会の防御力が求められるからである。そこで、災害の動向が求める防災の方向性について論じておきたい。

災害の巨大化は「連携協働」を求めている。大きな敵に立ち向かうためには、力を合わせて総力戦で臨まなければならない。立場や職種を超えて連携協働することが欠かせない。災害の頻発化や多様化は「公衆衛生」を求めている。個々の災害ごとに対応することも必要だが、すべての災害に共通する被災の基盤に対応することも必要だ。すべての災害にかかわる公的な基盤を強くするという公衆衛生が欠かせない。災害の根源あるいは温床に、公衆衛生的な視点でメスを入れることが求められている。気候危機は、新型感染症はもとより豪雨災害や飢餓の根源となっている。国際危機は、新型感染症はもとより国際紛争や貧困格差の温床になっている。となれば、気候危機や国際危機にメスを入れることが避けられない。

ところで、加害の多様化だけでなく被害の多様化もある。その被災の多様化は「個別対応」を求めている。文化の交錯や格差の拡大の中で、人によっても地域によっても、被害の態様が大きく違ってきている。被災の特殊性や個別性が顕著になっているといってよい。避難所において、みんなに同じ食事を出せばよいという訳でなく、それぞれの体質や体力を考えて、必要とされる食事を出さなければならない。アレルギー体質の子どもには、アレルギーを起こさない食事を出すように心がけなければならない。このように個別に対応することが求められるのは、医療や看護でも生活再建でも同じである。違いを意識した個別対応やケースマネジメントが求められる時代になっている。

災害の複合化や連鎖化は「自律分散」を求めている。危険な複合や連鎖を招かないためには、それぞれの空間や組織が、もたれ合い的につながることを避けなければならない。無秩序な肥大化や過密化を避け、秩序ある自律化をはからなければならない。依存ではなく自律、さらには集中ではなく分散の社会構造を構築することが求められている。

● 感染症の進化の歴史

感染症は、細菌や寄生虫、ウイルスなどの病原体が生物体に入り込んで引き起こされる。エジプトのミイラから天然痘の痕跡が見つかっていることに示されるように、人間は太古の昔から感染症に悩まされてきた。天然痘はもとより、

結核、コレラ、ペスト、インフルエンザなど多様な感染症が、生態系の変化や気候の変動、人間の移動や国際化の進展などの影響を受け、その姿を変えつつ襲いかかってきた。自然の破壊や狩猟の活動は、動物と人の接触機会を増やし、動物から人間への感染を促すことになった。都市の巨大化や過密化の進展は、人と人との接触機会を増やし、人から人への感染を促すことになった。

　文明の変化の中で災害が進化してきたように、感染症も進化してきている。赤痢やコレラといった消化器系統の感染症から、インフルエンザのように呼吸器系統の感染症に進化している。呼吸器ということで、空気や飛沫で感染するようになり、離間距離の確保が求められるようになっている。感染の高速化や広域化も、グローバル化の進展や交通機関の発達の中で急速に進んでいる。風土病から文明病に変異したということができる。そのような感染症の進化や変異の中で、エイズ、鳥インフルエンザ、エボラ出血熱、サーズ（重症急性呼吸器症候群；SARS）など、「新興感染症」といわれる制御の難しい感染症が広まりつつある。その流れの中で、新型コロナが地球規模で蔓延していった。

● 感染症と災害との複合

　感染症は、地震や豪雨などの災害と密接な関係をもっている。相互に影響される関係、相互に誘発し合う関係、相互に重なり合う関係がある。歴史的にみても、感染症と他の災害は連鎖と複合を繰り返している。

　第1のパターンは、感染症が社会の脆弱化を招き、その脆弱化が他の災害の発生や拡大を促すケースである。ペスト流行中でのロンドン大火、天然痘が流行した直後の天平地震などがその例である。最近の新型コロナの蔓延中の球磨川水害も、その例といえる。感染症が経済危機を招くのも、災害連鎖といえる。新型コロナでは、感染症が犯罪の増加や地域紛争の激化にもつながっている。

　第2のパターンは、地震などの災害が環境や社会の変化を招き、その変化が感染症の発生や拡大を招くケースである。スペイン風邪を拡大した第1次世界大戦、コウモリによるインフルエンザを招いた20世紀末のインドネシアの干ばつなどが、その例である。劣悪な避難所の環境がインフルエンザの拡大をもたらした阪神・淡路大震災もその例といえる。免疫力の低下が感染症の拡大をもたらすのだが、免疫力の低下は、干ばつや戦争による飢饉や食糧不足によっても、地震や大火による非衛生状態によっても起きる。

9

第3のパターンは、感染症とその他の災害がほぼ同時期に起こり、その両者の相乗や連鎖によって、社会的な被害の多重化がもたらされるケースである。戦乱と地震・干ばつと天然痘が重なり合った天平時代、戦乱と安政地震とコレラが重なり合った幕末、戦乱と関東大震災とスペイン風邪が重なり合った関東大震災前後は、その典型例だといえる。災害の時代を迎えた現在、災害も感染症も日常化しているので、この第3のパターンのリスクが一段と大きくなっているといってよい。

3 ········ 感染症の特質と対策

　今の感染症の背景を理解することが、感染症対策の今後を考えるうえで欠かせない。ここからは、新型コロナに焦点をあてつつ、これからの感染症対策のあり方について論じることにしたい。

● 新型コロナウイルス感染症の特質
　20世紀の主流になった「新興感染症」は、交通機関の著しい発達やグローバル化の急速な進展で、感染が広がる範囲も速度も増した。伝播拡散型の災害といわれる所以である。その中でも最も強い感染力や伝播力をもつのが、新型コロナウイルスである。

　この新型コロナウイルスは、伝播と拡大の速度が著しく速い。あっという間に世界中に広がっている。2022年の9月末までに、世界中で6億人もの人が感染している。わが国の状況をみると、同じく9月末まで、第1波から第7波と感染が波状的に押し寄せ、約2000万人が感染し4万人以上が死亡している。1日の感染者数が第7波では20万人を超えるまでに至っている。一時的に収束したとしても、新たな変異株が登場し、再び牙をむいて拡大する状況にある。

　こうした感染状況から、今回の新型コロナの特質として、「潜伏性」「反復性」「伝播性」「社会性」を指摘することができる。

▨ 潜伏性
　感染者や感染経路がみえにくいために、感染の防御が難しいという特質である。潜伏期間が長く、未症状の感染者から次々と感染拡大していく。

▓ 反復性

　進化と変異を繰り返しながら、流行を繰り返すという特質である。インフルエンザが1世紀以上にわたって世界を苦しめたように、新型コロナも長期にわたって私たちを苦しめることが予想される。その結果、長期間のエンドレスの加害に備えることが求められる。

▓ 伝播性

　時空間を超えて感染が急速に周囲に拡大していくという特質である。新型コロナウイルスが中国で発見された3カ月後に、160カ国で約13万人の感染者が確認されている。人と物の移動のグローバル化も関係しているが、新型コロナウイルスのもつ感染力の強さが、この伝播の速さにつながっている。この次々と近接の人に伝播し拡散するという特質は、市街地大火の次々と近接の建物に伝播し拡大するのに酷似している。初期にマンツーマンで鎮圧しなければ、ゾーンディフェンスあるいはブロックアウトでしか食い止めることができない。

▓ 社会性

　複合と連鎖によって社会に大きな影響を与えるという特質である。加害の複合もあるが、被災の連鎖もある。感染症拡大の影響が生活面、教育面、経済面など多方面に及ぶ。この社会への影響の大きさが、新型コロナの最も深刻な特質といえる。倒産や失業者の増大、出生率や地域のつながりの低下を引き起こす。生理的な健康被害だけでなく、心理的な健康被害も起きる。全体として、豊かな生活が壊されていく。

　もっとも、社会への影響は悪いことばかりではない。過度の都市集中や過密な通勤ラッシュの抑制の契機になるのでは、という期待がある。

● 新型コロナウイルス感染症対策

　以上の特質を踏まえ、防災の視点から感染症を考えてみよう。災害対策として感染症に向き合うのである。今までの震災対策や火災対策などに蓄えられた災害対応の知見を、感染症対策に生かすようにしたい。

　ところで、蔓延している新型コロナ対策では、3つの側面からその対策を考えなければならない。第1は、感染症そのものに対応すること、第2は、感染症と他の災害との複合に対応することである。その両者を区別し関連づけながら、感染症とそれが引き起こす複合災害の抑制をはからなければならない。た

だ、それだけでは感染症のリスクを減らすことができない。今まで触れてきた公衆衛生的な対応を忘れてはいけない。第3には、感染症だけでなくその他の災害にも共通する、背景要因や被災基盤に対応することが欠かせない。

　感染症への対策では、先に述べた感染症の特質への配慮が必須である。感染そのものの防止が難しい、流行をエンドレスに繰り返す、社会に大きなダメージを与える、伝播と拡大が猛スピードで進む、といった特徴に見合った対策が必要となる。感染防止が困難であれば、感染を許してもそれを克服する力をもたなければならない。つまり防疫力だけでなく、免疫力が求められる。個人的にも社会的にも免疫力の向上をはかることが必要不可欠である。ワクチンの接種とその普及をはかることは、免疫力を上げるための基本的な要件である。ストレスのない健康な体や健全な社会をつくることも、免疫力の向上につながる。

　エンドレスな流行では、感染症と共生していく文化の創出が欠かせない。ウィズコロナといわれる発想と対応が求められる。テレワークやオンライン取引の普及をはかる、手洗いや体温測定などの生活習慣を定着させるなど、21世紀にふさわしい働き方や暮らし方を生み出していく。社会的ダメージの縮減では、福祉は言うまでもなく環境や経済、さらには教育などを一体的にとらえた、包括的な取り組みが求められる。ここでは、縦割り行政を横つなぎ行政に転換することが、大きな課題となる。

　さて問題は、いかに急速な伝播を抑えるかである。この伝播と拡大の防止では、密集地の大火対策に学ぶことが多い。ウイルスが次から次に伝染してゆく状態は、次から次に燃え広がる大火と現象的には似ているからである。「発生防止」「初期鎮圧」「拡大防止」といったように、段階的に備える必要がある（**表 1-2**）。マンツーマン、ゾーンディフェンス、ブロックアウトという形で、段階的に多重的に火を消すようにしなければならない。

　発生防止では、風の強い日に花火を打ち上げないといった自粛対応が、火災対策では推奨される。感染症対策でも、不要不急の外出をしない、集団で会食しないといった自粛が求められる。初期鎮圧では、周囲に拡大する前に火元を鎮圧するという根絶対応が、火災対策では優先される。感染症対策でも、早期に発見して治療する、早期に隔離して封じ込めるといった根絶が求められる。拡大防止では、延焼阻止線を引いて広域的な拡大を抑えるという遮断対応が、火災対策では必須となる。感染症対策では、空港などでの水際対策に力を入れ

表I-2 □ 段階的な対策の考え方

発生防止	火災対策	風の強い日に花火を打ち上げないといった自粛対応
	感染症対策	不要不急の外出をしない、集団で会食しないといった自粛
初期鎮圧	火災対策	周囲に拡大する前に火元を鎮圧するという根絶対応
	感染症対策	早期に発見して治療する、早期に隔離して封じ込めるといった根絶
拡大防止	火災対策	延焼阻止線を引いて広域的な拡大を抑えるという遮断対応
	感染症対策	空港などでの水際対策に力を入れるとともに、感染地域からの移動を禁止するといった遮断

るとともに、感染地域からの移動を禁止するといった遮断が試みられる。

　ところで、火の用心を心がけても消火の態勢をつくっても、最終的に市街地大火は防げない。脆弱な密集地を解消しないと、大火をなくすことはできない。建物1つひとつを燃えにくくするとともに、市街地全体を燃えにくくすることが求められる。脆弱な市街地の体質を正すことを目指さなければならない。この大火対策と同じように感染症対策でも、脆弱な社会の体質を正すことに意識的に取り組まないといけない。感染症が問いかけた、いびつな生活様式や社会構造を改めること、遅れている医療や看護の体制を正すこと、誤ったグローバル化や国際緊張を是正すること、地球温暖化の抑制に取り組むことなど、公衆衛生的対応や社会正義的対策に力を入れなければならない。

● 複合災害の抑制対策

　新型コロナが終焉する前に、地震や豪雨などによる大災害が発生する確率は高い。コロナ危機との複合が避けられないのである。新型コロナが蔓延する中で大災害が起きるとどうなるかを考え、そこで必要となる備えを事前に講じておかなければならない。過密を避けなければならない中で、避難所への避難をどう考えるか、医療施設がパンクしている中で、大災害での救急医療をどうするか、地域間移動や対面型ケアの自粛が叫ばれる中で、広域応援やボランティア支援をどうするか、生産力や輸入力が絶たれている中で、避難生活や住宅再建に欠かせない資材の確保をどうするかなど、検討すべき課題は少なくない。

　感染症は、複合連鎖力が強く社会影響力も強い。それゆえに、他の災害との複合も起きるし、経済の逼迫やコミュニティの崩壊といった社会的ダメージを

招きやすい。新型コロナと豪雨災害とのかかわりをみると、新型コロナ対応を優先するあまりに、感染を恐れて支援に入らないという「支援控え」や、感染を恐れて避難所に行かないといった「避難控え」、さらには感染を恐れて災害訓練を休止するという「訓練控え」が起きている。その結果、豪雨災害からの復興が進まないという被害が生み出されている。

　ここでは、感染症に対する過度の警戒心が他の災害の発生や増長につながっていることを、自省の気持ちを込めて認識しなければならない。川でおぼれている子どもを助けようとして手を差し伸べた時に、子どもの手をつかめば感染するからといって手を引っ込めるような事態が各所で起きている。ここでは、感染を防ぐよりも子どもの命を助けることを優先するという判断が必要であるし、手袋をして手を差し伸べれば感染を防ぐこともでき、子どもの命も助けられるという判断もいる。感染対策と他の災害対策との両立をいかにはかるか。そのための手袋を見出す努力がいる。

　避難所では感染防止のために避難者の密度を下げるとか、段ボールやカーテンで間仕切ることが推奨された。この物理的な距離をあけることが推奨されたことで避難所に入れない人が生まれ、社会的なつながりが希薄になる事態が生まれている。避難所での子どもの生活はどうあるべきかとか、高齢者の見守りをどうすればよいかといった大切な課題が、新型コロナのためになおざりにされた。物理的な距離をあけることは大切だが、社会的な距離を縮めることはそれ以上に大切である。この視点は、教育や経済などへの被害への波及を防ぐうえでも欠かせない。大局を見て部分に対処する姿勢がなければならない。

● 法制度と社会システムの改善

　最後に、公衆衛生的対応の1つとしての社会システムのあり方に触れておきたい。感染症を災害ととらえて、制度的な対応をはかる必要性である。感染症は社会全体にダメージを与える災害で、直接被害だけでなく間接被害にも気を配らなければならない。この間接被害の低減への対応により、地震などの大災害と同様に感染症でも、復旧や復興のあり方が問われることになる。国の法制度上では、感染症が災害ととらえられておらず、それゆえに災害救助法などの適用ができない。現状の国の制度や地域防災計画の枠組みに縛られると、住民の暮らしや地域の産業を立て直すことができなくなる。

感染症を他の災害と同じく、危機管理の対象として地域防災計画に位置づけて、被災者の支援や被災地の復興にも力を尽くすようにしたい。これに関して、新型コロナについても復興計画を策定することを推奨したい。新型コロナは、社会のもっているさまざまなひずみや問題点を教えてくれた。医療や福祉の弱さ、ラッシュアワーの過酷さ、働き方改革の遅れなど、問われた問題は少なくない。それらの問題を改善する取り組みが不可欠で、そのための復興計画が必要である。

★ 引用文献

1)　新村出編：広辞苑；第 7 版．岩波書店；2018.
2)　松村明編：大辞林；第 4 版．三省堂；2019.
3)　松村明監：大辞泉；第 2 版．小学館；2012.
4)　Gunn SWA : Multilingual Disaster Medicine and International Relief. Kluwer Academic Publishers ; 1990.
5)　消防庁：火災調査規程．平成 19 年 3 月 30 日．消防訓令第 32 号．2007.

本書で用いる用語の略語表記について

法律関連	
感染症法	「感染症の予防及び感染症の患者に対する医療に関する法律」の略称
激甚災害法	「激甚災害に対処するための特別の財政援助等に関する法律」の略称

非営利団体関連	
NPO	「Non-Profit Organization」または「Not-for-Profit Organization」（民間非営利組織）の略称。さまざまな社会貢献活動を行い、団体の構成員に対し、収益を分配することを目的としない団体の総称
NPO 法人	特定非営利活動法人。特定非営利活動促進法に基づき、法人格を取得した法人
NGO	「Non-governmental Organization」（非政府組織）の略称。もとは国連の場で政府以外の関係組織を示すのに使われていた言葉が広まったもので、最近では開発、貧困、平和、人道、環境等の地球規模の問題に自発的に取り組む非政府非営利組織を指すのに使われている

その他	
PPE	Personal Protective Equipment（個人防護具）の略称。感染防止のために、排泄物、血液、体液、痰、唾液、嘔吐物などが飛び散る可能性がある場面で着用する。主なものに「手袋」「ガウン、エプロン」「マスク」「ゴーグル、フェイスシールド」などがある。
SNS	Social Networking Service（ソーシャルネットワーキングサービス）」の略称。Twitter、LINE、Instagram、Facebook、YouTube などがある。

第Ⅱ章

感染症流行下での
災害支援の基礎知識

II-1

新興感染症の特徴と避難所での対策

上田耕蔵

▼

1 ⋯⋯⋯ 新型コロナウイルス感染症の特徴、症状、経過

● 新型コロナウイルス感染症の特徴

新型コロナウイルス感染症（以下、新型コロナ）の特徴を以下に示す。

- 感染経路は主に飛沫感染で、飛沫核感染もある。接触感染は少ない。「手洗い＋マスク＋距離＋換気」が重要。主な感染の場は会食（飲食）。
- 感染者のウイルス排出量は個人差が大きい。発症前日と発症日が最もウイルス量が多く、平均より 100 倍以上多く排出されることもある。
- 季節性インフルエンザより症状は重く、致死率は高い。しかしオミクロン株では中年層まではインフルエンザと同等で、高齢層はインフルエンザより高いと推定される。
- 症状は若年層と高齢層とでギャップが大きい。若年・中年層の大半は無症候・軽症である。要介護の後期高齢者は重症化しやすく、致死率は低くない。中年・高齢層は軽症であっても一気に重症化することがある。
- 約半数は発症 2 日前までの無症候時に、知らず知らずのうちに感染を広げる。やっかいなウイルスである。
- 潜伏期の中央値は、オミクロン株では曝露後 2 〜 3 日で、95％は 7 日までに発症する。しつこいウイルスである。
- 変異のたびに感染性が高くなっている。オミクロン株では重症化率は低い。
- 変異のたびにワクチン耐性が進んだが、重症化予防効果は比較的保たれた。
- 陽性者は周囲から差別されやすい。寛容な態度が求められる。
- 感染対策（社会的制限）強化は経済にダメージを与える。2022 年 7 〜 9 月の第 7 波ではワクチン接種率上昇による致死率低下をもとに社会的制限が撤廃さ

表 II -1-1 □ 新型コロナウイルス感染症の重症度分類

重症度		酸素飽和度	臨床状態	
軽症	呼吸不全なし	$SpO_2 \geq 96\%$	咳、咽頭痛	
中等症 I	呼吸不全なし	$93\% < SpO_2 < 96\%$	息切れ、肺炎所見	
中等症 II	呼吸不全あり	$SpO_2 \leq 93\%$	酸素投与が必要	免疫過剰による
重症			ICU 入室 or 人工呼吸	

（厚生労働省：新型コロナウイルス感染症(COVID-19)診療の手引き：第 9.0 版. 2023 年 2 月. p.32. より改変）

れ、ウィズコロナ政策が進められた。

● 新型コロナウイルス感染症の病態（ウイルス排出と免疫過剰）と重症度

新型コロナの重症度は 4 段階に分かれる（**表 II -1-1**）。

ウイルスに感染すると平均で 2 ～ 3 日後に発症する。ウイルス量は発症前日と発症日が最も多い。発症後 7 日で大半の人は軽快するが、一部の人は免疫過剰（肺炎など）が起こる。副腎皮質ホルモン薬などで改善するが、デルタ株では感染者の 0.4％が亡くなった。オミクロン株自体の軽症化とワクチン接種による重症化予防で、オミクロン株 BA.5 では致死率は 0.1％まで低下した。

感染者の約 40％は無症候とされる。免疫過剰が起こらなければ軽症で推移する。免疫過剰で呼吸機能障害が起こると、中等症 I →中等症 II（酸素投与が必要）→重症へと進行する*（**図 II -1-1**）。

---

*　　［重症率と致死率について］
オミクロン株では重症率と致死率は以下の理由で乖離する。
①後期高齢者は新型コロナウイルス関連肺炎が悪化した場合、（人工呼吸をしても救命の可能性が低く、救命できても延命治療が必要となることが少なくないので）人工呼吸は行わないことが多い。ハイフローのため治療の場所が ICU となることはあるが、後期高齢者の重症は少数となる。
②後期高齢者の直接死因の半数以上は持病の悪化や合併症によるが、通常は ICU や人工呼吸が選択されない。
年齢にかかわらず重症化したら ICU あるいは人工呼吸とするならば「重症率＞致死率」となるが、上記の理由から後期高齢者は重症となることが少ないので、オミクロン株では「重症率＜死亡率」となっている。

● 新型コロナウイルス感染症（オミクロン株）の臨床症状

　オミクロン株に感染しても 40％は全く症状がないか（無症候）、2〜3 日目くらいから風邪のような症状が出てくるが、1 週間程度で改善する。新型コロナ（オミクロン株）の臨床経過を**図Ⅱ-1-2** に示す。症状は咳、発熱、咽頭痛、鼻水、

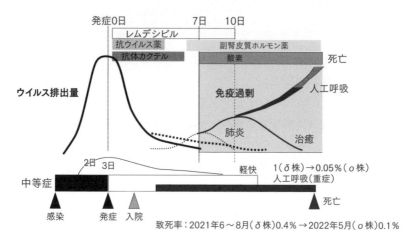

図Ⅱ-1-1 ◉ 新型コロナウイルス感染症の病態（ウイルス排出量と免疫過剰）

（Sundararaj J et al. : Treating COVID-19: are we missing out the window of opportunity? J Antimicrob Chemother. 2021; 76(2): 283-285. ほかを参考に作成）

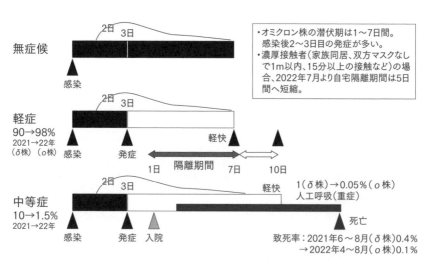

図Ⅱ-1-2 ◉ 新型コロナウイルス感染症（オミクロン株）の臨床経過

　　　Ⅱ　感染症流行下での災害支援の基礎知識

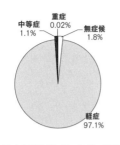

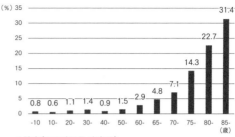

重症度割合（第6波・第7波、長野県）　入院率（2022年7月、広島県）

図II-1-3 ⊙ 新型コロナウイルス感染症（オミクロン株）の重症度割合（左）と入院率（右）

頭痛、関節痛、倦怠感などで、普通の風邪と区別はできない。オミクロン株では、嗅覚障害・味覚障害の訴えは少なくなった[1]。

　高熱、咽頭痛などの症状で苦しむ人はいるが、ほとんどの人は軽症である。中等症まで進行するのは約 1 ～ 2%、重症は 0.05 ～ 0.3% と少ない。高齢者では中等症は 10 ～ 20% に増える。入院が必要となるのは 70 歳代で約 10%、80 歳代で 20% 以上と増加[2] する（図II-1-3）。

　症状が 2 カ月以上持続すると後遺症とされる。

● オミクロン株対応の感染レベル分類

　新型コロナの感染レベル分類を表II-1-2 に示す。

　2022 年 11 月 11 日、厚生労働省は 2022 年秋以降の感染拡大により保健医療への負荷が高まった場合に想定される対応[3] を公表するとともに、オミクロン株対応の感染レベル分類を改訂した（表II-1-3）。

2 ········ 飛沫と感染対策

● 感染経路

　新型コロナの主な感染経路は飛沫感染であり、しかも発症前の感染者からの飛沫感染が半数を占める。しかし閉鎖環境では空気感染も起こり得る。接触感染は少ないとされる[4]（表II-1-4）。ウイルスは数時間で物質表面から失活する[5]。

表Ⅱ-1-2 ▪ 新型コロナウイルス感染症の感染レベル分類

	レベル0	レベル1	レベル2	レベル3	レベル4
	感染者ゼロ	維持すべき レベル	警戒を強化 すべきレベル	対策を強化 すべきレベル	避けたい レベル
状況		安定的に一般医療が確保され、新型コロナへの医療対応ができている状況	段階的に病床数を増やすことで医療が必要な人への対応ができている状況	一般医療を相当数制限しなければ、新型コロナへの医療対応ができない状況	一般医療を大きく制限しても、新型コロナへの医療対応ができない状況
病床使用率			3週後に20%に到達	3週後に50%超え	
重症病床使用率				50%超え	

(新型コロナウイルス感染症対策分科会:新たなレベル分類の考え方. 2021年11月8日. p.2-5. より改変)

表Ⅱ-1-3 ▪ オミクロン株対応の新感染レベル分類

	感染小康期	感染拡大初期	医療負荷増大期	医療機能不全期
	レベル1	レベル2	レベル3	レベル4 (避けたいレベル)
保健医療の負荷の状況	・外来、入院とも医療負荷は小さい	・発熱外来患者数が急増 ・救急受診数も増加	・発熱外来、救急外来に患者殺到 ・入院急増	・一般外来にも患者殺到 ・入院逼迫、入院できず死亡発生
救急搬送困難			急増	件数把握不可
病床使用率		概ね30〜50%	概ね50%超	概ね80%超
医療従事者の欠勤		上昇傾向	急増	急増→入院・外来制限もあり得る

(厚生労働省:新型コロナウイルス感染症(COVID-19)診療の手引き:第9.0版.
2023年2月. p.47. ほかを参考に作成)

表Ⅱ-1-4 ▪ 新型コロナウイルスの感染経路

接触感染	6%
無症候の感染者からの飛沫感染	10%
発症前の感染者からの飛沫感染	46%
発症後の感染者からの飛沫感染	38%

(Ferretti L et al. : Quantifying SARS-CoV-2 transmission
suggests epidemic control with digital contact tracing.
Science. 2020; 368(6491). DOI: 10.1126/science.
abb6936)

表 II-1-5 ▪ 飛沫、微小飛沫、飛沫核の特徴

排出物	飛沫		微小飛沫（マイクロ飛沫）	飛沫核
	大飛沫	小飛沫		
粒子径	50 μm 以上	50〜5 μm	5〜1 μm	1〜0.1 μm
到達範囲	足元	2m 以内	6m 以内	共有空間全体
生成場所	舌と口唇	声帯	細気管枝	細気管枝
代表的微生物	新型コロナウイルス インフルエンザウイルス マイコプラズマなど		新型コロナウイルス	結核菌、麻疹ウイルス、水痘・帯状疱疹ウイルス
感染対策	飛沫感染予防策		飛沫感染予防策＋エアロゾル産生手技時などへの対策	空気感染予防策

（日本環境感染学会：医療機関における新型コロナウイルス感染症への対応ガイド：第5版. 2023年1月13日. p.3. より改変）

● 飛沫の種類

一般的には飛沫は大飛沫（50 μm 以上）、小飛沫（50 〜 5 μm）、および微小飛沫（マイクロ飛沫[6]：5 〜 1 μm）、飛沫核（1 〜 0.1 μm）に分けられる（**表 II-1-5**）。微小飛沫と飛沫核の大半は飛沫から水分が蒸発して発生するが、医療処置（痰吸引、酸素吸入、NPPV など）でも発生する。主な生成場所は、大飛沫は舌と口唇で、小飛沫は声帯である。微小飛沫と飛沫核は細気管枝と飛沫の空中浮遊中の水分蒸発により生成される。

大飛沫は重く、1 〜 2 秒で足元の地面に落ちる。小飛沫は 2m 範囲内に 1 〜 8 分かかって落ちる。微小飛沫は軽いので 6m の範囲まで広がり、感染性を有したまま 3 時間漂う。ウイルスは容積の大きい飛沫に多数存在する。飛沫を捕捉するマスクは感染防御の要である。

飛沫の飛翔距離

大飛沫は呼吸や会話では足元に落下するが、咳では 2m、くしゃみでは 6m まで到達する。小飛沫は開口呼吸で 1m、会話で 1.5m、大声歌唱で 2m まで到

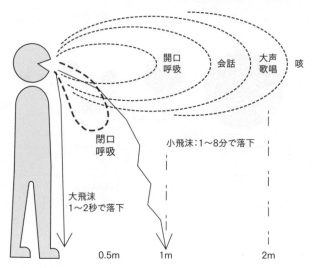

★微小飛沫は6mの範囲を漂う

開口呼吸　会話　大声歌唱　咳

閉口呼吸

小飛沫：1〜8分で落下

大飛沫
1〜2秒で落下

0.5m　　1m　　　　2m

図Ⅱ-1-4 ⊙ 飛沫の届く範囲

（篠原直秀：新型コロナウイルスの感染対策に有用な室内環境に関連する研究事例の紹介（第一版）．
2020年4月25日．室内環境学会ホームページ．を参考に作成）

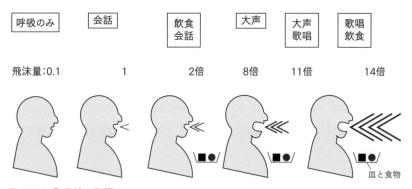

呼吸のみ　　会話　　飲食会話　　大声　　大声歌唱　　歌唱飲食

飛沫量：0.1　　　1　　　2倍　　　8倍　　　11倍　　　14倍

皿と食物

図Ⅱ-1-5 ⊙ 飛沫の影響

（豊橋技術科学大学：Press Release．令和2(2020)年度第3回定例記者会見．2020年10月15日．
を参考に作成）

達すると推定される[7]（**図Ⅱ-1-4**）。

▒ 会話、食事、歌唱による飛沫の影響

　Morawska によると、通常呼吸では飛沫量はきわめて少ないが、会話では10

倍以上、大声では 100 倍以上[8] になるとのことである。豊橋技術科学大学の実験によると、通常の会話と比べて飲食中の会話では飛沫量は 2 倍となる。大声で 8 倍、大声歌唱で 11 倍、飲食中の歌唱は 14 倍となる[9]（**図II-1-5**）。飲食しながらのカラオケが最も危険である。

● マスクの選択

マウスシールドやフェイスシールドは大飛沫の飛散は防御するが、小飛沫の大半は飛散してしまうため、使用はすすめられない。

スーパーコンピュータ「富岳」を使用した研究では、飛沫核は不織布製マスクで 35％、ウレタン製と布製のマスクでは 50％を捕捉できていない[10]。大飛沫は不織布とウレタン製では防御しているが、布製では 15％が通過（すぐ足元に落下）している。全体的性能は、不織布＞布＞ウレタンで、不織布製をすすめる。ウレタン製を使用する場合は、不織布との二枚重ねにするとよい。不織布の空気抵抗はウレタンや布より大きく、隙間からの漏れが少なくないので、ぴったり装着することが大切である。

「マスクなし」の場合は飛沫は対面者に直接向かっていくが、「マスクあり」の場合は漏れは顔周囲 30cm の範囲に止まり、1m 先の対面者に届きにくい。

表II-1-6 ▣ **マスク・シールド装着時の吹出飛沫量と吸込飛沫量**

対策方法	なし	マウスシールド	フェイスシールド	マスク		
				ウレタン	布	不織布
吹出飛沫	100%	90%	80%	50%	18-34%	20%
吸込飛沫	100%	小飛沫 100%		60-70%	55-65%	30%

（豊橋技術科学大学：Press Release. 令和 2(2020) 年度第 3 回定例記者会見．2020 年 10 月 15 日．より改変）

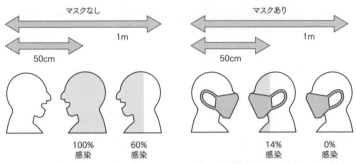

図 II-1-6 ◉ オミクロン株におけるマスクの有無と対人距離および感染率の関係
(坪倉誠：室内環境におけるウイルス飛沫感染の予測とその対策．記者勉強会動画資料．
2022 年 2 月 2 日．を参考に作成)

しかし「マスク着用」でも、周囲飛沫の 30％は吸入してしまうため、マスクを過信してはいけない（**表 II-1-6**）。社会的距離と換気も重要である。

マスクの有無・対人距離と感染率

「富岳」を使用した研究で、オミクロン株におけるマスクの有無と対人距離、感染率について報告された[11]。15 分間対面会話時の平均感染率を調査したところ、マスクなし・対人距離 50cm では 100％感染し、対人距離 1m では 60％が感染した。マスクあり・対人距離 50cm では 14％が感染し、対人距離 1m では 0％であった（**図 II-1-6**）。

3 ……… 個人防護具の選択基準

わが国では、米国疾病予防管理センター（CDC）の基準に準拠して、個人防護具（PPE：Personal Protective Equipment）の選択基準（レベル 1 ～ 4）が定められた（**表 II-1-7**）。

筆者の所属病院では、2023 年 5 月 8 日に感染症法上の新型コロナの位置づけが 5 類に移行することを踏まえ、厚生労働省の 5 類移行後指標（過剰な感染対策は避ける。新型コロナ患者や疑い例では原則 N95 マスク着用など）をもとに、PPE の着用基準を作成している（**表 II-1-8**）。

　　　　　　II　感染症流行下での災害支援の基礎知識

表II-1-7 ⬛ 個人防護具（PPE: Personal Protective Equipment）の選択基準

PPE レベル	レベル1	レベル2	レベル3	レベル4
		アイシールド 不織布マスク 手袋	アイシールド ガウン 不織布マスク 手袋	キャップ必須 フェイスシールド 背面を覆うガウン N95マスク 二重手袋
マスク	サージカル（不織布）マスク	サージカル（不織布）マスク	サージカル（不織布）マスク ★AGP*2時はN95マスク	N95マスク
目の防護	—	アイシールド（患者マスクなし時は必須）	アイシールド	フェイスシールド
キャップ	—	任意	任意	必須
ガウン	—	—	○	◎（背中も覆えるもので隙間なく着用）
手袋	○*1	○*1	○	二重手袋
エリア	院内（ナースステーション内、事務所や会議室、食堂など）	院内（患者との接触可能性がある場所）	①救急室、多機能室、陽性患者発生病棟のグレーゾーン ②単発＋疑い例の個室隔離	①陽性患者蔓延病棟のレッドゾーン ②救急室でのAGP
救急初期診療		・患者への軽微な接触（間近での問診、血圧や検温、診察、玄関当番など） ・発熱外来対応	・救急初期診療対応時（AGPなし）	・救急初期診療でのAGP（エアロゾルが発生する検査やマスク換気、挿管、気管切開など）施行時
検体採取		唾液採取時	鼻腔検体採取時	
濃厚接触 （排泄・食事介助、体位交換、リハ治療）			・レッドゾーンでの濃厚接触 ・疑い例（コロナ検査未実施、コロナ陰性者のCTスリガラス影あり）への濃厚接触	・レッドゾーンでの酸素吸入 ・人工呼吸、気管内挿管、NPPV ・開放式気管内吸引など

＊1　職場環境の状況により着用

＊2　AGP（Aerosol Generating Procedure）：検査や処置がエアロゾルを発生させる手技

（日本環境感染学会：医療機関における新型コロナウイルス感染症への対応ガイド：第5版.
2023年1月17日. を参考に作成）

表II-1-8 ▪ 5 類移行後の当院の個人防護具着用基準　　　　　（2023 年 3 月 16 日改定）

	レベル1	レベル2	レベル3				レベル4
	通常期（患者のマスク有無にかかわらず）	疑い患者・マスクあり（蔓延期*1）	疑い患者・マスクなし（蔓延期）	疑い患者（蔓延期15分以上ケア）	新型コロナ陽性患者体接触なしAGP*2なし	コロナ病床体接触あり
診察処置検査		問診、バイタル測定	問診、バイタル測定 抗原検査（鼻腔採取）	食事、入浴、排泄介助	問診、バイタル測定 抗原検査（鼻腔採取）	マスク換気、挿管、気管切開、気管支鏡 介護、移送
キャップ	×	×	×	×	×	○
アイシールド	△	○	○	○	○	○
マスク	不織布	不織布	N95	N95	不織布	N95
手袋（一重）	×	×	×	○	○	○
防護服	×	×	×	エプロン	× or エプロン	ガウン

○：要　　△：状況により使用　　×：不要

＊1　蔓延期：新型コロナウイルス感染症病床（コロナ病床）使用率 30％以上

＊2　AGP（Aerosol Generating Procedure）：検査や処置がエアロゾルを発生させる手技

4 ……… コロナ禍における避難所での感染対策

● コロナ禍における避難所の特徴

- ウイルスに感染しやすい避難所を避け、車中、自宅・親戚宅などでの避難を選択する人が多くなる。
- 避難所は人口密度が高く、集団感染の機会が多い。
- 重症化しやすい高齢者が多い。
- 避難所での感染は、大都市部では住民とボランティアから、都市部以外ではボランティアからのウイルス持ち込みによることが多いと推測される。
- 他人との距離の確保や会話による交流の自粛で、高齢者では廃用症候群が進みやすい。
- 災害と新型コロナの 2 つの不安が重なる。

● コロナ禍における避難所での感染対策の基本的方針

- 手洗い＋マスク着用（家族内でも）＋他者と 1m の距離の保持＋換気、が基本である。
- 加えて、新型コロナについて正確な知識を伝える、陽性者を排除しない、繰り返し詳細に感染対策の方法を伝える、などの情報提供を行う。

● 感染対策

▓▓ 3 密環境を避ける方法

- 通路幅：避難者が少ない場合は 2m、避難者が多い場合は 1m を原則とする。
- 換気を心がける。厚生労働省が推奨する「30 分おきに 5 分間 2 方向換気」は実施困難のため、常に窓や扉を少し開けて常時 2 方向換気とする。
- 可能なら、避難所から車中避難、自宅避難へシフトしてもらうことを検討する。

▓▓ 加湿と換気

乾燥していると飛沫の水分が減少し、粒子が小さくなり、エアロゾル化が進む。「富岳」を使った研究 [12] によると、湿度が 30% 以下になるとその効果は顕著で、湿度 60% と比較して粒子は倍以上に増える。しかし、加湿しても粒子数は 1/2 に減るだけである。加湿よりも換気で粒子を吹き飛ばし、粒子数を 0 に近づけたほうがよい。

▓▓ 食事の注意点

食事中の会話は、感染リスクがきわめて高い。

- 食事は可能なら 15 分以内ですませる。
- 食事中はしゃべらない（会話するなら「マスク会食」）。
- 1 方向に座るか、互いに斜めに座る。
- 箸やコップの共有を避ける。
- ビュッフェ形式は行わない。

▓▓ 接触感染対策

- 手洗い励行、歯磨き粉は個人ごとに。
- トイレは使用後に、便座と手すりを消毒液を噴霧した紙で拭く。
- 手すり、ドアノブ、蛇口、スイッチは 1 日 3 回、消毒液で拭く。
- 握手はしない。抱き合わない。

- タッチ（マッサージなど）によるアプローチは慎重に。
- SpO_2 測定の際は、測定の前後に被験者の指をアルコール消毒する。

▓ 手洗い・手指消毒

- 手洗い：流水による 15 秒の手洗いだけでウイルスは 1/100 に減少する。石けんやハンドソープで 10 秒もみ洗いし、流水で 15 秒すすぐと 1/10,000 に減少する。
- アルコール消毒：濃度 70 ～ 95％のエタノールは、ウイルスの膜を破壊する。
  ※ノロウイルスはアルコールで死滅しないので、石けんによる手洗いが必要である。

▓ 要援護高齢者への対応

- 要介護高齢者は、施設への緊急ショートステイを提案する。
- 要支援高齢者は、可能なら福祉避難所への移動を調整する。

▓ 廃用症候群の予防

行動制限下での避難所生活は足腰を弱くする。皆でできるだけ体を動かす機会をつくる。

- 1 日 2 回、5 分間、互いに距離を確保して（伸ばした手が当たらないように）体操する。
- 1 日 4 回、5 分間、その場所で立って足踏みをする。立位が困難なら椅子に座って足踏みでもよい。

▓ 避難所受付スタッフの個人防護具の選択

一般的にはマスクをしている状態であれば、不織布マスク＋アイシールド（あるいはフェイスシールド）で十分であり、N95 マスクやガウンは不要である。手袋は不要で、時々手洗いをすればよい。

陽性者の介護を要する場合はガウンの着用が必要である。1 人でも感染者が出た場合は、N95 マスクの着用を推奨する。

▓ 新型コロナウイルス感染症の早期発見

- ボランティアは、登録時に PCR 検査か抗原定性検査で陰性を確認する。
- 避難者、ボランティア、行政職員は 1 日 2 回（朝、夜）体温測定を行う。
- 高齢者は体調が悪くても自ら訴えないことが多いので、頻回の声かけが必要である。
- 症状がある場合は、PCR 検査、抗原定性検査を行う。

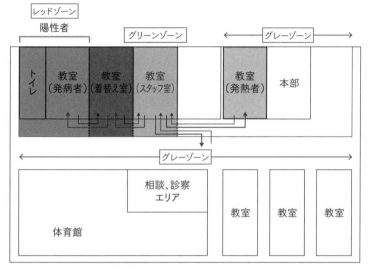

① 陽性者はレッドゾーンへ
② 発熱者(検査結果が出ていない)はグレーゾーンへ
　グレーゾーンはレッドゾーンから離れた場所に設置する
③ それ以外の避難者、行政職員、ボランティアはグレーゾーンへ
④ 感染対応医療者はグリーンゾーンに待機

図II-1-7 ⊙ 陽性者が出た場合のゾーニング例

● 新型コロナウイルスの感染者が出た場合

- 保健所の指示に従う。ただし大規模災害などで保健所の指示がすぐに出ない場合は、自主的な取り組みが必要となる。

- 感染者が高齢、基礎疾患がある、低酸素や高熱など症状が強い場合は入院させる。無症候や軽症の場合は療養施設へ入所させる。

ゾーニング

- 陽性者を避難所外へ隔離できない時は、ゾーニングを行う（**図II-1-7**）。レッドゾーンの対象は陽性者で、救護室付近の教室を使用し専用トイレを設置する。レッドゾーンには、専任医療者以外は立ち入らない。感染対応医療者の待機場所はグリーンゾーン（感染者はいない）とする。グリーンゾーンからレッドゾーンへの移動の際は、着替え室でPPE（N95マスク、フェイスシールド、ガウン、手袋）を着用する。その他の避難者などは濃厚接触者とみなされるので、レッドゾーンとグリーンゾーン以外はグレーゾーンとなる。

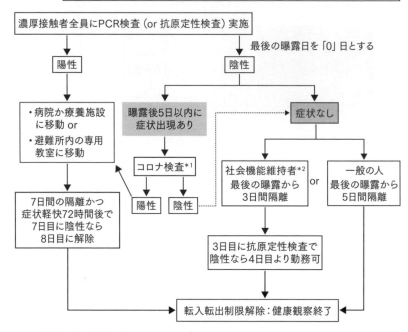

＊1　PCR 検査、抗原定性検査
＊2　医療従事者、介護従事者、行政職員、避難所スタッフ

図II-1-8 ⦿ オミクロン株濃厚接触者のフォロー体制

- 発熱者（37.5度以上、PCR 検査・抗原定性検査の結果が出ていない）はグレーゾーン待機となる。グレーゾーンはレッドゾーンから離れた場所に設置したほうがよい。
- レッドゾーンとグレーゾーンで対応する医療者を分ける。レッドゾーンへは PPE 着用で、グレーゾーンへはサージカルマスク＋フェイスシールド（またはゴーグル）着用で対応する。
- 感染者の家族や同じグループの人は、移動させることで感染を広げる可能性があるので、現在の位置に留めておく。

▓ 検査フォロー

　感染発覚時に濃厚接触のあった全避難者・関係者の検査を実施し、その後は発熱などの症状が出現した時に検査する。最終感染者が出た日から2週間経過すれば、隔離は終了となる（**図II-1-8**）。

★ 引用文献

1)　土井舞子：新型コロナの嗅覚・味覚障害，主症状前に出現か．ケアネット．<https://www.carenet.com/news/general/carenet/49857>

2)　広島県新型コロナウイルス感染症版 J-SPEED データ等からの知見．第94回新型コロナウイルス対策アドバイザリーボード．2022年8月10日．

3)　厚生労働省：新型コロナウイルス感染症 (COVID-19) 診療の手引き：第9.0版．2023年2月．p.47.

4)　Centers for Disease Control and Prevention (CDC)：How COVID-19 Spreads. 2020.10.5.

5)　坂本史衣：鍵は家庭の外にある　新型コロナの家庭内感染を防ぐには？【#コロナとどう暮らす】．ヤフーニュース．2020年8月19日．

6)　日本環境感染学会：医療機関における新型コロナウイルス感染症への対応ガイド：第5版．2023年1月17日．

7)　篠原直秀：新型コロナウイルスの感染対策に有用な室内環境に関連する研究事例の紹介（第一版）．2020年4月25日．室内環境学会ホームページ．

8)　Morawska L：Droplet fate in indoor environments, or can we prevent the spread of infection? Indoor Air. 2006；16(5)：335-347.

9)　豊橋技術科学大学：Press Release. 令和2 (2020) 年度第3回定例記者会見．2020年10月15日．

10)　坪倉誠：室内環境におけるウイルス飛沫感染の予測とその対策．記者勉強会動画資料．2020年8月24日．

11)　坪倉誠：室内環境におけるウイルス飛沫感染の予測とその対策．記者勉強会動画資料．2022年2月2日．

12)　坪倉誠：室内環境におけるウイルス飛沫感染の予測とその対策．記者勉強会動画資料．2020年10月13日．

資料 新型コロナウイルス感染症の感染動向（各波）と対応

● 新型コロナウイルス感染症の各波の特徴

　新型コロナウイルス感染症（以下、新型コロナ）は日本においては 2020 年 1 月 14 日、武漢株による感染から始まった。感染動向は 2023 年 3 月までで大きく 3 期に分かれる（表1）。

- 第 1 期（第 1 波から第 4 波）：ワクチン接種なし＋行動制限
- 第 2 期（第 5 波、第 6 波）：ワクチン接種＋行動制限
- 第 3 期（第 7 波、第 8 波以後）：ワクチン接種＋行動制限なし（集団免疫路線）

　新変異株により感染力は増加していった。第 6 波以降のオミクロン（o）株は次の点で従来株と大きく異なった。

- 感染力がデルタ（δ）株の 2 〜 3 倍、BA.5 は BA.1, 2 の 27％増

表1 ▫ 新型コロナウイルス感染症各波の特徴

		開始月	株	対策、ワクチン、致死率など	備考
第 1 期 ワクチン 接種なし ＋ 行動制限	第 1 波	20 年 3 月	欧州株	3 密回避と人との接触 8 割制限 1 回目緊急事態宣言（20/4/7）で著減	・3 月志村けんさん死亡
	第 2 波	20 年 7 月	欧州株	新宿等の多発地域での集団検診と飲食店営業制限で減少	・10 月東京発着 GoTo トラベルキャンペーン
	第 3 波	20 年 11 月	欧州株	正月休みと 2 回目緊急事態宣言（21/1/8）で急減	・11 月「5 つの場面」 ・11 月マスク会食
	第 4 波	21 年 3 月	α株	致死率 2.0％ 3 回目緊急事態宣言（21/4/25）で急減	・大阪府と兵庫県の医療逼迫
第 2 期 ワクチン 接種 ＋ 行動制限	第 5 波	21 年 7 月	δ株	高齢者ワクチン接種 8 割以上、致死率著減（0.4％） 4 回目緊急事態宣言（21/7/12）	・7 月無観客オリンピック開催 ・東京都医療逼迫
	第 6 波	22 年 1 月	o 株 BA.1, 2	まん延防止等重点措置（22/1/21）と 3 回目ワクチンで減少	・医療逼迫
第 3 期 集団免疫 路線	第 7 波	22 年 7 月	o 株 BA.5	個人には 3 密回避を促したが、全体的行動制限なし。4 回目ワクチン 致死率 0.1％へ減少	・隔離期間、濃厚接触者待機期間短縮
	第 8 波	22 年 11 月	o 株 BA.5 他	11 月自粛層の活動増による感染増加、5 回目 2 価ワクチン、12 月新変異株	・3 月感染対策「5 つの基本」

- 重症化はデルタ株より低下
- ワクチン耐性が進んだ（6 カ月で発症予防効果 10%[1]）。
- 再感染リスクはデルタ株よりも高い（1.7 倍[2]）。

ワクチンがないデルタ株感染では中年層の死亡もあったが、ワクチンのあるオミクロン株感染では中年層の死亡はまれとなり、亡くなるのは後期高齢者と高リスク者に限定された。また、死因の半数は新型コロナによる肺炎ではなく、認知症など持病の悪化、嚥下障害の進行による死亡へと変化した。

● 新型コロナウイルス感染症とインフルエンザの致死率

2022 年 12 月 21 日、厚生労働省は、2022 年 5 月以降（8 月まで）は、高齢者においても新型コロナと季節性インフルエンザの重症化率、致死率はほぼ同じ（**図 1**）[3] であり、5 類移行は可能と報告した。ただし、インフルエンザはレセプトデータ（2017 年 9 月〜 2020 年 8 月）からの分析であり、単純比較はできない。

● ウィズコロナ≒集団免疫路線

第 7 波では、まん延防止等重点措置などの全般的活動制限は設けないことになった。その理由は、①ワクチン接種による致死率低下、②経済活動優先、③既感染を増加させることで新規感染を減らす≒集団免疫路線の採用、である。ワクチンでは 6 カ月で発症予防効果がほぼなくなるのに対して、既感染では 3 カ月での再感染はまれである[4]。既感染のほうが予防効果は大きい。

中国は 2022 年 12 月より、ゼロコロナ政策から集団免疫路線に転換した。

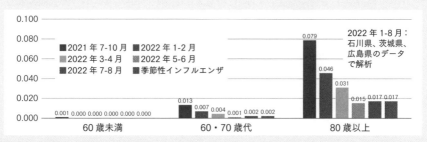

図 1 ⊙ 新型コロナウイルス感染症と季節性インフルエンザの致死率
（新型コロナの重症化率・致死率とその解釈に関する留意点について．第 111 回新型コロナウイルス感染症対策アドバイザリーボード．2022 年 12 月 21 日．を参考に作成）

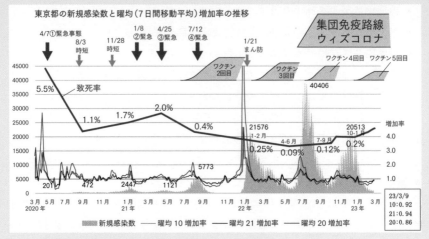

図2 ● 東京都の感染動向（コロナ波：2023年3月9日まで）

＊致死率の計算：コロナ死亡の大半は発生後半月以内に発生すると仮定（東京都のデータによると発症から死亡までの平均日数は17.9日）。致死率＝半月後の月死亡数／月感染数 で求める。

＊曜均増加率：世代を4日とする。0世代は1週間平均感染数の直近の1-4日平均感染数、1世代前は5-8日前の平均感染数、2世代前は9-12日前の平均感染数。曜均10増加率（4日後の増加率）＝0世代／1世代前、曜均21増加率＝1世代前／2世代前、曜均20増加率（8日後の増加率）＝0世代／2世代前。曜均21増加率≒実効再生産数。

微熱であれば出勤を勧めている。中国は世界で初めて積極的集団免疫路線を選択したが、それに対して日本は消極的集団免疫路線といえるであろう。

東京都が集団免疫路線に変更するまでの感染動向を**図2**に示す。

★ 引用文献

1) UK Health Security Agency : COVID-19 vaccine surveillance report Week48. 1 December 2022. p.40.
2) Pulliam JRC et al. : Increased risk of SARS-CoV-2 reinfection associated with emergence of Omicron in South Africa. Science. 2022 ; 376 (6593). DOI: 10.1126/science.abn4947.
3) 新型コロナの重症化率・致死率とその解釈に関する留意点について．第111回新型コロナウイルス感染症対策アドバイザリーボード．2022年12月21日．
4) 伊藤大介：新型コロナの再感染はいつから？コロナ再感染の重症化や間隔・リスクについて解説（2023.1.19）．ひまわり医院ホームページ．<https://soujinkai.or.jp/himawariNaiHifu/reinfection-covid19>

II-2

新型コロナウイルス感染症の 2 類から 5 類への移行について

（2023 年 4 月 1 日現在の情報を基に）

上田耕蔵

▼

1 ········ 2 類から 5 類への移行の背景

● 新型コロナウイルス感染症の感染症法上の位置づけ

　感染症の分類は、感染症法上、1 〜 5 類に分かれる（表II-2-1）。1 〜 3 類は人−人感染する疾患で、感染力と致死率からその危険性が最も強いものを 1 類、低いものを 3 類としている。4 類は人−人感染はなく、動物−人感染する疾患である。5 類は、致死率はかなり低いが広く流行し、社会的影響が大きい疾患（季節性インフルエンザ）である。

　新型コロナウイルス感染症（以下、新型コロナ）は国内に入ってきた段階では特性が十分にはわからなかったので、2020 年 2 月 1 日に政令で指定感染症（期

表II-2-1 ▣ 感染症の分類

	主な疾患 （致死率）	入院勧告	就業制限	外出自粛要請	保健所届出	医療費公費負担	入院
1 類	エボラ出血熱（20-90%）、ペスト（30-60%）	○	○	×	直ちに	○	指定
2 類	結核、SARS（14-15%）	○	○	×	直ちに	○	指定
3 類	コレラ（2%）、腸チフス（1%）	×	○	×	直ちに	×	
4 類	デング熱（2.5%）、マラリア（0.2%）	×	×	×	直ちに	×	
5 類	季節性インフルエンザ（超過死亡症例致死率 0.01-0.05%）	×	×	×	7 日以内	×	
新型インフルエンザ等感染症	新型コロナウイルス感染症（オミクロン株 22 年 4-5 月 0.09%）	○	○	○	直ちに	○	

＊致死率は国立感染症研究所、厚生労働省ホームページより引用あるいは計算した。

間は原則 1 年間）とされた。その後 2021 年 2 月 13 日の法改正で、1 〜 5 類とは別の「新型インフルエンザ等感染症」に指定された（2 類に近いと考える人が多いようである）。同時に、自宅療養・宿泊療養・入院の要請とそれに従わない場合の罰則、施設営業（時間）制限の要請とそれに従わない場合の罰則など、対策が強化された。また「緊急事態宣言」の前段階として「まん延防止等重点措置」が定められた。

● 現状の問題点

▥ 保健所の業務負担過剰

　入院勧告と調整、無症候者への対応（隔離期間の設定と就業制限措置など）は個別医療機関ではなく保健所が行うが、流行期の患者大量発生時には保健所の負担が過剰となる。

▥ 新型コロナウイルス感染症病床の「不足」

　新型コロナ病床の確保は行政の依頼に基づいて行われており、流行期には必要病床が不足する。また、自宅に戻れない要介護等の患者の転院が進まず、稼働率が低下する。病床逼迫が発生し、入院が遅れたりできなかったりして、死亡者が増える。通常の救急医療の支障による死亡者も発生する。

▥ 経済への影響

　感染対策は経済活動を低下させる。

▥ 児童生徒への影響

　活動制限により、人間関係形成能力の発達に懸念がある[1]とされている。

● 5 類類似状態の進行

　第 7 波（2022 年 7 〜 9 月）では感染数の飛躍的増加と重症者相対的減少のため、保健所業務は簡素化されてきた。2022 年 8 月より、診断についても個人実施の抗原定性キットやみなし診断（家族内発生の場合は検査がなくても医師の判断で診断）が可能となった。同年 9 月より、全数把握の簡略化が開始された。基礎疾患のない 59 歳以下の報告項目も簡略化された。

● 2 類から 5 類（インフルエンザ並み）への格下げの理由

　2022 年に入り 2 類から 5 類への格下げが論争[2]されるようになった。主要

　　　　II　感染症流行下での災害支援の基礎知識

な理由として次のことが挙げられる。

- オミクロン株になり致死率が大幅に低下（2022年4〜9月で0.1%）したため、インフルエンザ並みとされ[3]、より致死率の高い2類としての対策は不要となる。亡くなるのは後期高齢者など一部であり、強い感染対策よりも経済を優先させたほうがよいという国民の理解も得られてきた。
- 保健所の負担が大きく、本来の業務ができていない[4]。
- 経済へのダメージが大きい。

2 ········ 保健医療体制等の見直し

● 今後の保健医療体制移行

2023年1月26日、政府は「5類」への移行日を同年5月8日とする方針を固めた。同年2月10日に、3月13日よりマスク着用は個人判断と表明した。

同年3月10日、政府は保険診療についての通達を出した。医療費は原則保険診療となる。外来では高額の治療薬のみ公費負担を維持する。入院は高額となる場合のみ月最大2万円を減額する。軽減策はいずれも2023年9月末までとなる。新型コロナ病床の診療報酬の特別加算も段階的縮小といわれていたが、休止病床の病床確保料はベッド1床について2床認められていたのが1床となり、補助単価は半額となって、実質的には廃止となる。

新型コロナワクチンは2024年3月末まで「特例臨時接種」として無料で受けられる。高齢者など重症化リスクの高い人や医療従事者などに限り、2023年5月8日から接種を開始する。

国民はウィズコロナで原則マスクなしが推奨されるが、高齢者・病弱者がいる病院施設ではゼロコロナが求められる。ただし、ガウン着用を含む厳格な感染対策ではなく、陽性者、疑い患者に対しては原則N95マスク、通常では不織布マスクで可とされる。入院病床は個室か総室コホーティングで対応することになる（**表II-2-2**）。

●5類移行時の問題点

▓ 公費負担の中止

医療費が自己負担になるため、早期受診が遅れる可能性がある。

表 II -2-2 ▪ 2 類と 5 類の違い

	2 類	5 類	備考、問題点
代表的疾患	新型コロナウイルス感染症*	季節性インフルエンザ	
管理責任	国、地方自治体	国民個人	
保健所届出	直ちに	不要	
患者登録	全数登録	指定医療機関のみ	実態不明となる
医療費負担	公費	保険診療	自己負担で受診遅れ発生
隔離	感染者は 10 日→7 日 濃厚接触者は 7 日→5 日	なし	
医療機関の感染管理	フル PPE（個人防護具）が必須	日常診療では不織布マスク 陽性者・疑い患者は、原則 N95 マスク	病院・施設はゼロコロナ
国民の感染管理		マスク使用は個人の判断	
外来	発熱外来	全医療機関	
入院決定	保健所	国民と病院	多くの医療機関は診察を断る。救急隊が困難な状況に陥る。結局保健所の対応が求められる？
入院指定	指定医療機関	指定なし	
病室	病棟単位 確保数で支援	病室、病床単位ゾーニング 入院実績に応じて優先的に支援	

＊ 2023 年 4 月 1 日現在

▓ 新型コロナウイルス感染症患者の入院

　新規感染数は指定病院の感染報告数より推定される。入院と在宅管理が、医療機関と患者・家族まかせとなる。保健所が行っていた入院勧告（保健所による入院調整）と無症候者への対応（隔離期間の通達と支援）がなくなる。厚生労働省はすべての医療機関での新型コロナ患者の診療を求めており、医療機関の新型コロナ診療拒否は応召義務違反（法律違反）に相当すると表明している。しかし現実には、受け入れ困難として診療を断る医療機関は少なくないと考えられる。流行期には、入院不可と遅れによる死亡者が発生するだろう。特に認知症や精神疾患の患者は対応に人手がかかるので、入院困難となる。救急隊は搬送困難事例の多発で困難を強いられ、結局保健所の対応が求められるだろう。

▓ 外来対応

　医療機関の約半数は、構造上、新型コロナが疑われる発熱患者の診療は困難

である。

3 ……… 新型コロナウイルス感染症の今後の流行予測

● 第 9 波の発生条件

2022 年 11 月 6 日〜 13 日の献血 N 抗体の陽性率全体は 26.5 ％ [5] であったが、2023 年 2 月 19 日〜 27 日には 42.3 ％ [6] へ上昇した（沖縄県 58.0 ％、東京都 42.2 ％、最小は岩手県で 27.4 ％）。N 抗体はほぼ自然感染とみなせるが、英国の献血 N 抗体陽性率（2022 年 9 月 21 日〜 11 月 11 日）81.0 ％ [7] と比較すると、日本の感染状況はまだ低く、6 割弱は未感染と考えられる。

第 9 波の発生条件として、①自粛層の活動活発化、②ワクチン免疫率の低下、③感染性の高い新変異株の出現、④再感染率の上昇、の 4 点が挙げられる。国民の半数近くが既感染となっているので、これまでよりは小さな波になると予想される。

2022 〜 23 年冬季の季節性インフルエンザの発生は予想に反して低調に推移した。国民の自粛姿勢や感染対策が維持されていることが示唆される。しかし、国民の意識改革により一定以上の自粛層の減少が生じるなら、次の波が発生するだろう。2023 年 2 〜 3 月にはワクチン免疫の減退が起こっており、また 3 月後半からは XBB 株が急増している [8]。

▓ 再感染率

オミクロン株になり再感染率が上昇した。1 回目感染の 3 カ月以内の再感染はまれであり、時間が経つにつれて上昇する。カタールのワクチン未接種者の再感染率は 1 年目で 20 ％、2 年目で 60 ％と推定 [9] されている。2023 年 2 月に実施された東京都のアンケート調査では再感染率は 9.0 ％であった [10]。2022 年後半の第 7 波、第 8 波の感染者が 1 年を経過（2023 年後半）するあたりから、再感染の比重が増してくると思われる。

● 新型コロナウイルス感染症の重症化

ワクチンの発症予防効果はすぐに低下するが、重症化（入院）予防効果も半年で 60 ％に低下 [11] する。致死率は、2022 年 10 月以後、0.2 ％以上に上昇してきた（図 II-2-1）。登録方法の簡素化による母数の減少以外に、ワクチンによる

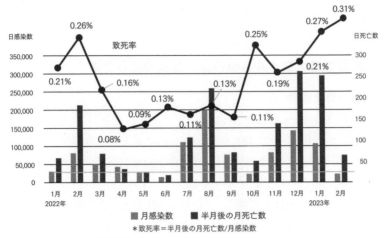

図II-2-1 ⊙ 日本の月感染数と半月後の月死亡数の推移

入院予防効果の低下の影響[12]なども考えられる。

　今のところオミクロン株の新変異株の重症度は悪化していないが、今後も悪化しないとはいえない。発生時には素早い対応が求められる。

★ 引用文献

1)　茨城県からの緊急要望．第110回新型コロナウイルス感染症対策アドバイザリーボード．2022年12月14日．
2)　木村知：コロナでは休めない社会になるだけ…現役医師が「5類引き下げには大反対」と訴えるワケ：弱者を切り捨てる選択は避けるべき．PRESIDENT Online．2022年2月2日．
3)　新型コロナの重症化率・致死率とその解釈に関する留意点について．第111回新型コロナウイルス感染症対策アドバイザリーボード．2022年12月21日．
4)　「2類相当」見直し，国に要請　新型コロナ，「5類」には慎重─知事会．時事メディカル．2022年5月10日．
5)　第108回新型コロナウイルス感染症対策アドバイザリーボード．2022年11月30日．
6)　第119回新型コロナウイルス感染症対策アドバイザリーボード．2023年3月30日．
7)　UK Health Security Agency : COVID-19 vaccine surveillance report Week48. 1 December 2022. p.14.
8)　東京都福祉保健局：ゲノム解析結果の推移（週別，月別）．2023年3月30日．
9)　Prillaman MK : One coronavirus infection wards off another — but only if it's a similar variant. Nature. 2022.7.14. DOI: 10.1038/d41586-022-01914-6
10)　東京iCDCリスコミチームによる都民アンケート調査結果（2023年2月実施）．第120回新型コロナウイルス感染症対策アドバイザリーボード．2023年4月5日．
11)　前掲7)．p.40．
12)　オミクロン株による第8波における死亡者数の増加に関する考察．第117回新型コロナウイルス感染症対策アドバイザリーボード．2023年2月22日．

コラム

新型コロナウイルス感染症
流行下での宿泊療養施設における
看護師の業務と課題

前・長野県健康福祉部感染症対策課・感染症対策推進員

宮崎ゆか

▼

■ 宿泊療養施設の概要

　宿泊療養施設は、新型コロナウイルス感染症（以下、新型コロナ）患者受入医療機関の病床確保と負担軽減をはかるため、感染症法の規定を準用する「新型コロナウイルス感染症を指定感染症として定める等の政令」に基づき開設する。厚生労働省作成の「新型コロナウイルス感染症の軽症者等に係る宿泊療養のための宿泊施設確保・運営業務マニュアル（第5版）」を参考に、長野県独自の運営業務マニュアルを作成し、2020年9月より宿泊療養施設開設・運営を開始した。軽症者などが適切な健康管理を受けながら安心して療養できる体制を構築することを目標に、宿泊療養施設は多くの職員に支えられて運営されている。

　宿泊療養施設を運営する職員の役割を紹介する。①県庁との入退所調整や入所者の部屋割り、移送時間の調整などを行う施設統括、②入所者の健康観察・管理を行う健康管理担当（看護師）、③食事などの日常生活支援・日用品や消耗品などの管理を行う生活支援担当、④新型コロナ陽性者を専用車で搬送する搬送担当、⑤県より施設の業務運営・管理を委託されている業務統括（契約業者）、の5班から構成され、施設統括を中心に安全な施設運営が求められる。

　まず療養者が宿泊療養施設に入所するまでの情報と療養の流れについて説明する。新型コロナ陽性者に対して、医療機関による振り分け診察（図1）が行われる。振り分け診察の基準は医学的な判断目安（図2）を参照する。振り分け診察で無症状者・軽症者と診断された者のうち、宿泊療養を希望する者は、宿泊療養を希望する理由を管轄保健所へ連絡し、宿泊療養の申し込みを行う。

　保健所は県庁の感染症対策課患者等受入体制担当（軽症者）へ、ヒアリングシー

ト（健康観察に必要な療養者の基本的な情報）と宿泊療養移行にあたっての確認事項（療養者の個人情報）を使用して宿泊療養施設の申込を行う。感染症対策課患者等受入体制担当（軽症者）は宿泊療養施設統括と療養者の搬送時間を調整し、施設の専用送迎車で療養者を搬送し、宿泊療養施設に入所させる。

■ 宿泊療養施設看護師の業務

　看護師の体制は2交代制で配置人数は2名である。また、感染拡大時は安全に健康観察が実施できる配置数を確保した。業務内容は、①療養者の健康状態の把握・確認管理、②療養者からの相談対応、③療養者の急変時および退所時のオンコール医師への連絡・相談、④施設運営職員の体調管理、⑤療養者の急変時の状態把握、⑥療養者が自ら採取した検体の梱包、である。

　健康観察は、県が提示した健康観察フロー（図3）で流行株の特徴により健康観察の方法を変更・実施する。具体的な健康観察の方法はビデオ通話・内線電話（内線電話がない施設においては療養者の携帯電話）で症状などの聞き取りと、健康観察アプリ安診ネット（ビデオ通話機能がついている）を使用して行う。療養者には療養期間中 iPhone か iPad が貸与され、それを使用して安診ネットに療養者が自己測定した体温・SpO$_2$・脈拍を自身で入力する。入力されたデータを確認したうえで、1日2回の健康観察を実施し、看護記録を安診ネット内に記載する。

　③の療養者の急変時および退所時のオンコール医師への連絡・相談については、医師会などのオンコール医師と安診ネットでバイタルサインや看護記録などの情報を共有し、療養解除の判断や、療養者の状態悪化時の対応の指示を受ける。

　④の施設運営職員の体調管理は、職員の出勤時に体温測定と体調確認を実施する。施設内の感染対策は長野県立看護大学と協力して、最新の知識で看護師が指導・実施する。

■ 看護師の課題

　看護師の業務は、逼迫時には1日の新規入所者数が1施設20名を超え、新規入所者のオリエンテーションや健康観察と入所中の療養者の健康観察で1日の業務が終わるほど多忙である。このような状況において、看護師は一人ひとりに寄り添った看護ができないことにジレンマを感じ、新しい形のオンラインでの健康観察業務の中においても、自分の思い描いている看護、時間に縛られず療養者に寄り添った看護を実践したいと思っている者も少なくない。また、県の方針や組

オミクロン株への対応に伴う振り分け診察の実施について

R4.1.18
感染症対策課

　県内では、オミクロン株の影響等により無症状・軽症者の届出が急増しているため、各医療圏域の状況を踏まえて 振り分け診察を実施する。

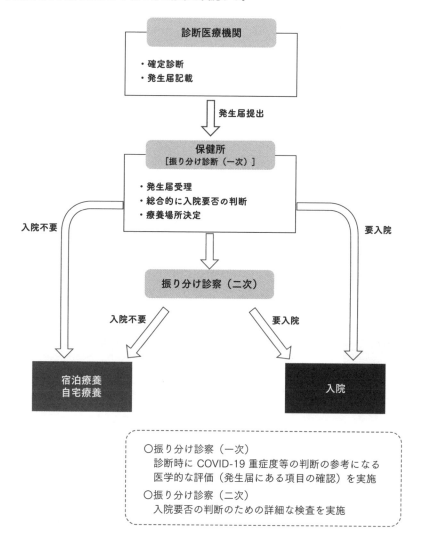

図１⊙ 振り分け診療の流れ

（長野県健康福祉部感染症対策課．より改変）

オミクロン株陽性者に係る入院要否の医学的な判断目安

〈令和4年1月18日〉

新型コロナウイルス感染症対策専門家懇談会座長 久保 惠嗣

「新型コロナウイルス感染症に係る入院措置、宿泊療養、自宅療養の振り分け判断基準目安」により、感染症指定医療機関等の医師が入院の要否を判断することとされている場合について、オミクロン株による感染の特殊性を踏まえて、以下を参考に医師が総合的に判断するものとする。

1. 原則として入院を要する者の基準を以下のように判断する。

① 中等症・重症の者
② 治療中の基礎疾患*があり感染により基礎疾患の悪化や呼吸不全への進展が危惧される者
 *（例）呼吸器疾患、腎疾患、心血管疾患、糖尿病、病的肥満（BMI：30以上）、免疫抑制状態である者、など

2. 1. 以外の者の入院要否の医学的判断目安

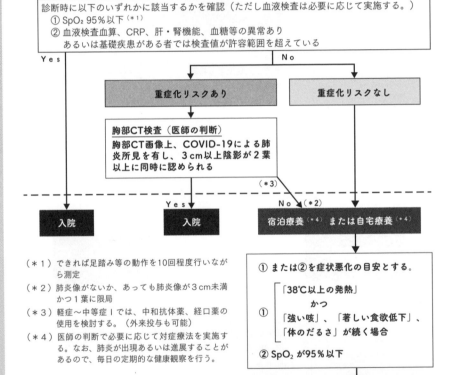

（＊1）できれば足踏み等の動作を10回程度行いながら測定
（＊2）肺炎像がないか、あっても肺炎像が3cm未満かつ1葉に限局
（＊3）軽症～中等症Iでは、中和抗体薬、経口薬の使用を検討する。（外来投与も可能）
（＊4）医師の判断で必要に応じて対症療法を実施する。なお、肺炎が出現あるいは進展することがあるので、毎日の定期的な健康観察を行う。

図2 ⊙ オミクロン株陽性者に係る入院要否の医学的な判断目安

（長野県新型コロナウイルス感染症対策専門家懇談会）

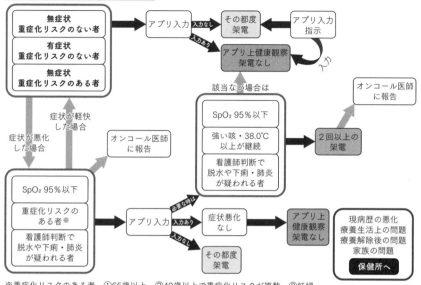

（症状出現時は本人からアクセス）

※重症化リスクのある者　①65歳以上　②40歳以上で重症化リスクが複数　③妊婦

図3⦿宿泊療養施設健康観察フロー

（長野県健康福祉部感染症対策課）

織としての決定に納得できない部分が生じることもある。感染症対策推進員の重要な役目は、看護師のそういった思いに寄り添い、県の決定や方針の中でどう折り合いをつけ、どこまで実現できるか、看護師と県との調整を行い、より適切な看護を実施していくところにある。

■ **おわりに**

　今回は新型コロナ軽症者の健康を守る宿泊療養施設で健康観察を行う看護師、感染症対策推進員の対応を中心に記載した。新型コロナ対策という新たな事態に対応する仕事であり、多くの試行錯誤を繰り返しながら、療養者が安心で安全な療養生活を送れるよう、オンラインで健康観察をする看護の仕組みを作ってきた。今後はこの直接ケアを行わない新たな形の看護についてどのような看護であったのかを考察し、直接ケアは行わないが、対象者に必要で適切な看護が実施される新しい形の看護を構築できればと考える。

Ⅱ-3
感染症流行下で発生した災害に
対応するための社会の仕組みづくり

藤室玲治

▼

　本項では、被災地に入る支援者が知っておくべき基礎知識として、災害に対応するための社会のさまざまな仕組みや用語について解説していく。これらの知識は、必ずしも「感染症流行下」ではなくても、支援活動において必要とされるものとなるが、適宜、新型コロナウイルス感染症（以下、新型コロナ）の影響などについても触れていく。

1 ‥‥‥‥ 災害サイクル

　「災害サイクル」とは、災害は一定のパターンのサイクルを示すという考え方で、被災者を援助するうえでは、サイクルの各段階に応じた支援を行うとともに、次の段階を見すえることが重要となる。災害サイクルは5つの時期に分けて考えることが多い（**図Ⅱ-3-1**）。

①超急性期

　災害発生後2～3日程度。地震災害では瓦礫の下の被災者の捜索などが行われる。搬送やトリアージ、応急処置が重要となる。新型コロナや他の感染症への備えも必要となる。

②急性期

　発災から1週間程度。劣悪環境のため持病悪化や内科疾患などが急増する。感染症の蔓延に気をつける必要があり、避難所の整備が大事な時期となる。また、この頃からボランティアの活動などが徐々に始まり、支援物資も届くようになる。

③亜急性期

　発災からほぼ1カ月。避難所での生活が続く。薬が手に入らない、疲労やス

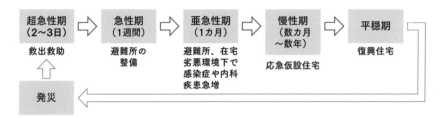

図II -3-1 ⊙ 災害サイクル

トレスが蓄積するなどの原因により、慢性疾患が悪化する。またこころのケア
が課題になる。引き続き、感染症の蔓延にも警戒が必要である。さらに、適切
な対応により、避難所や在宅での「災害関連死」を防ぐことが重要となる。こ
の時期は発災から1カ月とされるが、大規模災害では避難生活は半年から、そ
れ以上になる場合もある。

④慢性期

　発災から数カ月〜数年。復興が進む時期となる。避難所は閉鎖し、応急仮設
住宅（以下、仮設住宅）などでの支援が行われる。慢性疾患への対応は引き続
き重要で、心理的なケアを行い、新しい環境への適応を促進し、被災者の孤立
を防ぎ、「災害孤独死」を防ぐためのケアが重要になってくる。

⑤平穏期

　被災地が落ち着いた時期とされる。防災訓練など、新たな災害の予防に取り
組む時期になる。同時に、復興住宅（災害公営住宅）などでの「災害孤独死」
を防ぐためのかかわりは引き続き必要とされる。

2 ⋯⋯⋯ 災害に関する情報の収集と評価

　まず被災地に入る前に、災害に関する情報を可能な限り収集し、それらの情
報を適切に評価しておく必要がある。また、被災地に入った後も、現地で得ら
れる情報を収集・評価し、それに基づいて適切な支援計画を立てることが望ま
しい。支援者の安全を確保しながら、被災者に資する支援活動を行うための前
提となる。

　災害発生時の情報については、①災害発生前後に発表される「防災や避難行

動に関する情報」（防災気象情報、地震情報、避難情報）、②災害発生後に発表される「災害情報」、③「生活再建と復興支援に関する情報」などがある。

● 防災や避難行動に関する情報

上記①に関する情報として、気象庁が発表する「防災気象情報」「緊急地震速報」「地震情報」と、各自治体が発令する「避難情報」が重要になる。

「避難情報」とは、集中豪雨や台風による災害の発生が差し迫り、住民に避難を促す必要がある場合に、各自治体（市町村）が発令する情報である。

内閣府のガイドラインが 2019 年 3 月に改定され、防災や避難に関する情報を住民が理解しやすくなるよう、5 段階の警戒レベルに整理して情報が提供されることになった。

また、2021 年 5 月には、それまで警戒レベル 4 の中に避難勧告と避難指示（緊急）の両方が位置づけられてわかりにくいことから、新たに避難指示に一本化された。さらに、警戒レベル 5 を「緊急安全確保」とし、指定緊急避難場所などへ避難することが危険である場合に、直ちに安全確保を促すことができることとされた（図II-3-2）。

● 災害情報

「災害情報」とは、災害発生後に発表される、被害に関する情報である。大規模災害発生時には消防庁が地方公共団体から災害情報を収集し官邸対策室等へ報告する。また消防庁は、人的な被害、住家の被害、火災の発生状況および重要施設の被害などを災害情報として Web サイト（https://www.fdma.go.jp/disaster/info/）などで発表する。

内閣府は、消防庁も含めた各省庁等からの情報もあわせて（交通やライフラインへの被害の情報も含む）Web サイト（https://www.bousai.go.jp/）などで災害情報を発表する。さらに被災地の都道府県や市町村の Web サイト、マスメディアなどからも災害情報は発表される。

災害発生後、特に大規模災害であれば、人的・住家被害数や避難者数などの情報は、災害発生からの時間経過に応じ、刻々と変化していく。また、ライフラインや交通の復旧状況も時間経過により変化していく。そのため、最新情報を収集し、被害状況の全体像を把握する必要がある。

　　　　II　感染症流行下での災害支援の基礎知識

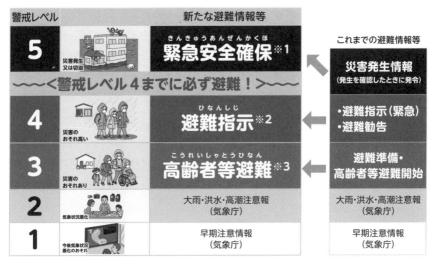

※1 市町村が災害の状況を確実に把握できるものではない等の理由から、警戒レベル5は必ず発令される情報ではありません。
※2 避難指示は、これまでの避難勧告のタイミングで発令されることになります。
※3 警戒レベル3は、高齢者等以外の人も必要に応じ普段の行動を見合わせ始めたり、避難の準備をしたり、危険を感じたら自主的に避難する
　　タイミングです。

図II‑3‑2 ⊙ 内閣府ガイドラインによる避難情報の種類と警戒レベル

（内閣府：新たな避難情報に関するポスター・チラシ. 2021年5月.）

　阪神・淡路大震災や東日本大震災のような巨大な自然災害においては、被害の程度があまりに大きい地域については、災害発生直後、具体的な被害状況などの把握ができず、情報が遅れる場合もあることに注意が必要である。

● 生活再建と復興支援に関する情報

　「生活再建と復興支援に関する情報」とは、災害発生後に、被災者が自らの安全を確保し、その後の生活を再建するために必要な情報である。災害発生直後であれば、どこに避難所が開設されているのかについての情報などが重要である。また、救援物資の配給、電気や水道などのライフラインの復旧、交通の復旧、医療機関・福祉施設の再開、金融機関や商店などの再開、ボランティアの活動などの情報も重要となる。

　その後は、仮設住宅の整備状況（整備場所、完成時期）、被災自治体の復興計画や復興住宅の整備状況なども重要な情報になってくる。

　さらに、生活再建のために利用できる各種制度（災害弔慰金、災害救助法に基づく応急修理、被災者生活再建支援法の支援金、各種貸付制度など）や、そ

れらに関する相談窓口、義援金に関する情報なども重要である。

　避難所や建設型応急住宅にいる被災者は情報を得やすいが、在宅被災者や賃貸型応急住宅（みなし仮設住宅）の入居者など、他の被災者や支援者との接点をもちにくい被災者は、情報が得られにくい場合がある。

● 流言・デマ

　災害に関する情報については、流言やデマに気をつける必要がある。被災地では、根拠のない情報が飛び交うことがある。さらに感染症流行時はより不安が高まり、対面での交流も乏しくなると、流言やデマのリスクはさらに高くなる。その結果、根拠があいまいな「大きな余震がくる」とか「物資がなくなる」「感染が次々と広まっている」などの情報によって人々が移動し、交通渋滞になったり、買い物に殺到したりする現象が起きる可能性が高まる。感染症については、流言やデマに惑わされず、正確な事実の把握と、最新の医学的知識に基づき、感染者の人権に配慮した対応が必要となる。

　また、生活再建のための各種制度や復興計画についても、誤った情報や理解が広まり、被災者が不安を抱き、将来の生活再建の支障となる場合もある。そのため、被災者や支援者が事実を的確に把握することが重要となる。

3 ……… 罹災証明書に基づく被害程度の区分

　罹災証明書とは、災害対策基本法に基づき、被災地の市町村が災害による被害の程度を証明するために発行する書面である。被災者からの申請により、市町村が住家の被害家屋調査を実施し、その結果に応じて発行される。

　被害家屋調査により、罹災証明書に記載される被害の程度の区分が決定される。この区分は、これまで「全壊」「大規模半壊」「半壊」「準半壊」「一部損壊」の5段階であったが、2020年11月30日の被災者生活再建支援法の一部改正に伴い、これまでの「大規模半壊」と「半壊」の間に「中規模半壊」の区分が誕生し、6段階となった（表II-3-1）。

　この区分に応じて、各種の被災者を支援する施策（義援金や被災者生活再建支援金の給付、災害援護資金等の貸付、税・保険料・公共料金等の免除、応急仮設住宅の供与など）が適用されるため、被災者にとって、自らの被害がどの

表II-3-1 ▣ 災害の被害認定基準

被害の程度	全壊	大規模半壊	中規模半壊	半壊	準半壊	準半壊に至らない（一部損壊）
損害基準判定 （住家の主要な構成要素の経済的被害の住家全体に占める損害割合）	50％以上	40％以上 50％未満	30％以上 40％未満	20％以上 30％未満	10％以上 20％未満	10％未満

（令和3年6月24日付府政防670号内閣府政策統括官（防災担当））

（内閣府：災害に係る住家の被害認定について．被災者支援．防災情報のページ．内閣府ホームページ.）

区分に位置づけられるかは、きわめて重要である。

　しかし最初の被害家屋調査（第1次調査）では外観目視による調査しか行われないため、被害の評価が不十分な場合がある。そのため、被災者が調査結果に不服である場合は、再調査（第2次調査、建物内部への立ち入り調査）を市町村に依頼することが可能となっている。

4 ……… 被災者が再び住宅を確保するための制度

　自然災害により住居を失った被災者が、安全で安心な住居を再び確保することは、生活再建の基盤を築くことであり、きわめて重要な課題である。そのため、被災者を支援する際には、その被災者がどのような住宅被害を受け、今後、どのように新たな住宅を確保する見通しであるかを把握することが重要となる。

　住居を失った被災者は、まずは災害救助法に規定された避難所に移るか、それ以外の場所（親族や知人宅への避難、自力でホテルや賃貸住宅などを確保するなど）へ自主避難を行う。また、被災した住宅に暮らし続けることを選択する（あるいは強いられる）「在宅被災者」も存在する。

　その後の住居の確保については、主に次の4つの選択肢がある。

①被災した住宅を解体し、新築する

②被災した住宅を補修する

③民間賃貸住宅に入居

④復興住宅（災害公営住宅）に入居

　①〜③を選択した場合、被災者生活再建支援法により支援金が支給される。その額を表II-3-2に示す。

②について、災害救助法に基づく「応急修理制度」の支援を受けることができる。その場合は、住宅が準半壊以上に被害認定されている必要がある。1世帯あたり59万5千円（準半壊は30万円）を限度に修理の補助が受けられる。ただし、この制度を利用すると仮設住宅への入居が修理期間（発災から6カ月間以内）以外はできなくなるので、被災者にこの制度の利用をすすめる場合は、注意が必要となる。

　また、新たな住居を確保するまでは、仮設住宅（建設型・賃貸［借上げ］型）に入居することも可能である。原則として仮設住宅には建設後2年暮らせる（建設型の場合）が、復興の状況に応じてその期間は延長されることがある。

　④の「復興住宅」は、災害により住宅を失い、自ら住宅を確保することが困難な被災者に対して、安定した生活を確保してもらうために、地方公共団体が国の助成を受けて整備する低廉な家賃の公営住宅である。通常の公営住宅と同様に入居者の収入・世帯構成と住宅の規模・立地などにより家賃が設定される。

　東日本大震災の被災地では、国の支援により復興住宅の家賃が低く抑えられていたが、一定の年数が過ぎると家賃が上がっていく仕組みになっている。収入の多い若い世代は収入に応じて家賃も上昇するため、または収入要件以上の

表 II - 3-2 □ 被災者生活再建支援法による支援金支給額

（※世帯人数が1人の場合は、各該当欄の金額の 3/4 の額）

	基礎支援金 （住宅の被害程度）	加算支援金 （住宅の再建方法）		計
①全壊 （損害割合 50％以上） ②解体 ③長期避難	100 万円	建設・購入	200 万円	300 万円
		補修	100 万円	200 万円
		賃借（公営住宅を除く）	50 万円	150 万円
④大規模半壊 （損害割合 40％台）	50 万円	建設・購入	200 万円	250 万円
		補修	100 万円	150 万円
		賃借（公営住宅を除く）	50 万円	100 万円
⑤中規模半壊 （損害割合 30％台）	―	建設・購入	100 万円	100 万円
		補修	50 万円	50 万円
		賃借（公営住宅を除く）	25 万円	25 万円

（内閣府：被災者生活再建支援法の概要．被災者支援．防災情報のページ．内閣府ホームページ．）

収入となり退去することが多く、そのため復興住宅の年齢構成が高齢化し、コミュニティとしての活力が低下するという問題も指摘されている。さらに、新型コロナの流行により、住民同士の交流活動や自治活動、外部によるコミュニティ支援活動なども行うことが困難になっている。

5……… 災害に関連する法律

災害に関連する法律には災害対策基本法、災害救助法、被災者生活再建支援法、災害弔慰金の支給等に関する法律などがある。以下、それぞれの法律の概要を紹介していく。

● 災害対策基本法

総合的かつ計画的な防災行政の整備および推進をはかるため、防災責任の明確化（防災活動、災害予防、災害応急対策、災害復旧に分け、地方公共団体の権限と責任を明らかにしている。自衛隊の災害派遣の要請要求の規定もある）、総合的防災行政の推進、計画的防災行政の推進、激甚災害などに対する財政援助、災害緊急事態に対する措置（東日本大震災を含めて、これまで実際に災害緊急事態が布告されたことはない）などが定められている。

▓ 要配慮者等

2013年6月の改正で、災害時の「要配慮者」についても、災害対策基本法に盛り込まれた。要配慮者とは「高齢者、障害者、乳幼児その他の特に配慮を要する者」と定義され（第8条2項15号）、「その他の特に配慮を要する者」とは、妊産婦、傷病者、難病患者などが想定されている。また、日本語を十分理解できない外国人なども情報の発信などに配慮が必要なため、要配慮者に含むと考えられる。

なお、これまで内閣府などのガイドラインで使用されていた「災害時要援護者」という用語と、災害対策基本法が示す「要配慮者」という言葉は、ほぼ同じ内容を指すと考えられる[1]。

そして「要配慮者」のうち、自ら避難することが困難であるため支援を要する人は「避難行動要支援者」という名称とされ、市町村に「避難行動要支援者名簿」の作成が義務づけられ、本人同意の下、名簿を地域の自主防災組織など

に事前提供することが可能となった。

また 2021 年 5 月の改正で、避難行動要支援者ごとに「個別避難計画」を作成することが市町村の努力義務とされた。

● 災害救助法

被災者の救助についての法律で、支援者にとってもその概要を理解しておくことは重要である。災害救助法は、「国が地方公共団体、日本赤十字社その他の団体及び国民の協力の下に、応急的に、必要な救助を行い、災害により被害を受け又は被害を受けるおそれのある者の保護と社会の秩序の保全を図る」ことを目的とし、医療活動や被災者の救出、給水給食、救援物資の支給、救援費用の国や地方の分担などについて定められている。また、支援者の活動現場となる避難所や仮設住宅についても、この法律で定められている。

災害救助法では、医療の提供について、第 4 条 1 項 4 号で「救助の種類」として「医療及び助産」が定められている。医療の提供の対象者は「災害により医療の途を失った者」で、「あくまで応急的な措置」とされ、対象者の条件に合えば「医療が必要となった理由が災害によるものか否かは問わない」とされる。

日本赤十字社の救護班、DMAT（災害派遣医療チーム）や JMAT（日本医師会による災害医療チーム）などボランティアにより避難所や救護所で提供される診療や薬剤は、災害救助法に基づくものとなる。

なお、災害救助法が適用された地域では保険診療についても特例が適用される場合がある。保険証がなくても医療が受けられる、自己負担分が免除ないし猶予になるなどの特例が期限を定めて適用される。

● 被災者生活再建支援法

すでに紹介した通り、災害により住宅が被災した被災世帯に、住宅の再建や修理のための資金を支援する法律である。阪神・淡路大震災の教訓を踏まえ、1998 年 5 月に制定された。制定後、何度かの改正を経て、2020 年 12 月の改正では、中規模半壊世帯を支援金の支給対象に追加することにより、被災地の住まいの再建の迅速化がはかられた（具体的な支給額については**表II-3-2**を参照）。

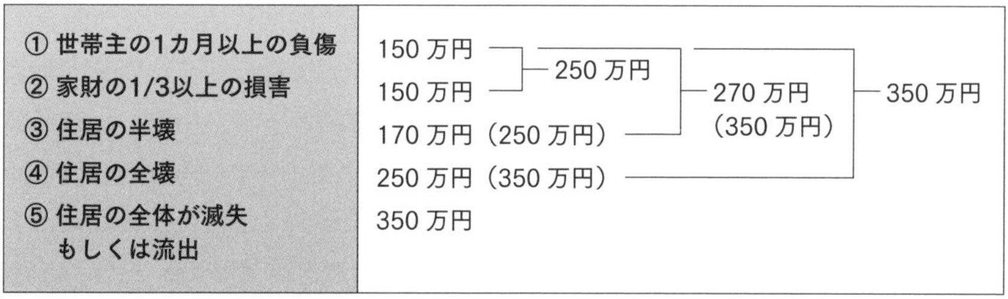

① 世帯主の1カ月以上の負傷	150 万円			
② 家財の1/3以上の損害	150 万円	250 万円		
③ 住居の半壊	170 万円（250 万円）		270 万円 （350 万円）	350 万円
④ 住居の全壊	250 万円（350 万円）			
⑤ 住居の全体が滅失 もしくは流出	350 万円			

（注）被災した住居を建て直す際にその住居の残存部分を取り壊さざるを得ない場合など特別の事情がある場合は（　　　）内の額

図II - 3-3 ⊙ 災害援護資金の貸付

● **災害弔慰金の支給等に関する法律**

　災害により亡くなられた人の遺族に対して支給する災害弔慰金、災害により障害を受けた人に対して支給する災害障害見舞金、災害により被害を受けた世帯に対して貸し付ける災害援護資金についての法律である。

　この法律に基づき、災害により死亡された人の遺族には災害弔慰金が支給される。支給額は、①生計維持者が死亡した場合は 500 万円　②その他の人が死亡した場合は 250 万円である。

　震災により重度の障害（両眼失明、要常時介護、両上肢ひじ関節以上切断など）を受けた被災者には、災害障害見舞金が支給される。支給額は、①生計維持者の場合は 250 万円　②その他の人の場合は 125 万円である。

　震災で負傷または住居・家財に被害を受けた被災者のうち、所得金額が一定の範囲内の場合、350 万円を限度として災害援護資金の貸付が受けられる。受けられる貸付金額は**図II-3-3**の通りである。

　なお、災害弔慰金は、後述の災害関連死の場合も支給される。災害による死亡であるか否かの判定が困難な場合、市町村または都道府県に審査会が設置され、そこで審査されることになる。このため、災害弔慰金の支給等に関する法律は、次に述べる「災害関連死」の事例の把握にも密接にかかわっている。

6 ……… 災害関連死

　災害関連死とは「当該災害による負傷の悪化又は避難生活等における身体的

負担による疾病により死亡し、災害弔慰金の支給等に関する法律に基づき災害が原因で死亡したものと認められたもの」と東日本大震災の際に、復興庁により定義されている。災害で外傷を負わなくても精神的ショックや厳しい避難環境などの間接的原因で亡くなることを指している。特に、75歳以上の後期高齢者や障がい者などが犠牲になることが多くある。

　2004年発生の新潟県中越地震や、2016年発生の熊本地震では、建物の倒壊などで死亡する直接死よりも、災害関連死で亡くなる被災者が多くなっている。

　また、災害関連死が発生する場所には、以下のような特徴があるとされる。

- 津波被災以外では、自宅＋車中が約1/2近くを占める。
- 病院と施設が1/3を占める。転院による死亡が多い。
- 避難所は約20%と多くない。

　このことから、車中で避難している被災者への対応が重要になるといえる。また、避難所生活が困難な後期高齢者や障がい者は災害発生直後から、あるいは急性期が過ぎると在宅に移行し、そこで災害関連死に至っている可能性が示唆される。そのため、後述する「災害ケースマネジメント」の手法などと関連させ、被災者宅へ訪問し、支援を行うことが重要になってくる。

7 ⋯⋯⋯ 災害孤独死

　復興の過程で被災者が孤立し、亡くなったあともしばらく発見されないことがある。これを「災害孤独死」という。死亡から発見までの経過時間が最も長くなりがちなのは、失業、無就業、未婚およびアルコール依存といった孤立のリスクを抱えた50歳代以下の若年層である。

　孤独死は、仮設住宅や復興住宅で発生しやすい。集合住宅型の復興住宅では、高層階で孤独死した人ほど発見までに時間がかかるとした研究もある[2]。

　災害孤独死を防ぐためには、仮設住宅や復興住宅で、被災者の孤立を防ぐための支援が必要になる。また、「災害ケースマネジメント」による取り組みも有効である。

8‥‥‥‥災害ケースマネジメント

「災害ケースマネジメント」とは、被災者一人ひとりに必要な支援を行うため、被災者に寄り添い、その個別の被災状況・生活状況などを把握し、それに合わせてさまざまな支援策を組み合わせた計画を立てて、官民が連携して支援する仕組みのことである。

東日本大震災で被災した仙台市が最初に取り組んだとされる。恒久的な仕組みとしたのは、2016年10月に発生した鳥取県中部地震後、2018年に鳥取県が防災危機管理基本条例を改正する形で明記したのが最初となる。

鳥取県の災害ケースマネジメントの主な流れを以下に示す。

①職員らが被災世帯に訪問し実態を把握する。

②支援が必要と判断した世帯に個々にプランを作成する。

③支援内容に応じて専門家などで作る生活復興支援チームを派遣する。生活復興支援チームの構成は、建築業やボランティアなど多岐にわたる。

災害ケースマネジメントでは、一人ひとりの課題を把握し、アセスメント（ケースの評価）することに力を注ぐ。そのため、本人の訴えや申請を窓口で待つのではなく、こちらから訪問（アウトリーチ）して把握する。

把握後、アセスメントしたケースの解決方法を、災害関連の支援制度や平時の福祉制度、外部や地域の支援者などの福祉資源を柔軟に組み合わせて試みる点にも特徴がある。

9‥‥‥‥災害ボランティア、NPO・NGO、災害ボランティアセンター

1995年に発生した阪神・淡路大震災では、全国から延べ180万人のボランティアが集まったとされ、「ボランティア元年」とも呼ばれた。また災害救援や復興支援を行う支援団体も数多く結成され、1998年3月に成立した特定非営利活動促進法により、NPO法人（特定非営利活動法人）となった団体も多い。

その後、災害時には社会福祉協議会などにより災害ボランティアセンターが設置されるようになった。また災害救援や復興支援を行うNPO、NGO（非政府組織）やボランティア団体も増加し、それらのネットワークも発展した。このような制度的、組織的な発展により、「ボランティア元年」以降、大災害の

被災地で活動したボランティアの延べ人数は、少なくとも 480 万人にのぼるとされる。

　災害対策基本法においても、国および地方公共団体がボランティアとの連携に努めることが規定され、近年では行政、NPO、ボランティアの三者連携が内閣府などによって唱えられ、大規模な自然災害においては、行政、NPO、社会福祉協議会（災害ボランティアセンター）などによる「情報連携会議」が開催されることも増えてきた。さらに、企業なども加わり、多様な主体が連携して自然災害の救援や復興支援活動に取り組んでいる。

　しかし、新型コロナの流行により、災害支援活動は大きな困難に直面した。2020 年 7 月には、豪雨により熊本県で大きな被害が発生（令和 2 年 7 月豪雨災害）し、地元の住民や支援者による支援の取り組みが行われたが、コロナ禍により全国からの支援は限定的なものとならざるを得なかった。地元の住民や団体を中心とした懸命な支援が行われたが、被災により孤立し、困難を抱えた被災者が、コロナ禍でさらなる孤立を強いられなかったか、今後の検証が必要である。

　また、日本社会の人口減少、高齢化とあいまって、「若者が、学生が動いた」とされる阪神・淡路大震災のボランティア活動に比べ、若者の参加の減少やボランティアの高齢化も指摘される。

10 ┈┈┈┈ 平時の備えとネットワークの重要性

　災害に対応するためには、災害発生後の対応だけではなく、常日頃からの備えと、被災者や支援者のネットワークを形成することも重要である。

　平時の防災の取り組みについては、小学校区などのコミュニティ単位による自主防災組織が担い、同時に他の地域団体・組織や、学校、病院、福祉施設、企業などとの連携が重要である。これに加え、市町村等の単位における各種団体による防災のためのネットワークも重要である。行政と民間が、災害時の連携についてあらかじめ取り決めておく「災害時応援協定」が締結されることも多い。

　また地域外からの支援の受け入れ調整や、情報交換、研修などのために、より広域の連携体制やネットワークを平時から作っておくことも重要である。行

政においては、さまざまな広域連携のあり方が模索されており、またさまざまな職能集団やNPO・ボランティアによる広域連携の試みも広まっている。

　さらに、被災者によるネットワークとしては、ある自然災害の被災者が、別の地域の自然災害の被災者を支援するつながりが続いていく「恩送り」とも呼ばれる取り組みが注目される。

★ 引用文献

1)　山崎栄一：災害時要援護者とは―用語法の複雑性と支援のあり方．復興．2014；6（1）：3-8.
2)　田中正人：「災害孤独死」とは何か．復興．2014；6（3）：68.

★ 参考文献

• 内閣府：被災者支援．防災情報のページ．内閣府ホームページ．<https://www.bousai.go.jp/taisaku/hisaisyagyousei/index.html>
• 内閣府：被災者生活再建支援法の概要．被災者支援．防災情報のページ．内閣府ホームページ．<https://www.bousai.go.jp/taisaku/seikatsusaiken/pdf/140612gaiyou.pdf>

II-4

感染症流行下での
感染者支援の法制度

永井幸寿

▼

1 ……… 感染症法

● 感染症法の趣旨・内容

　感染症の基本法といえるのが「感染症の予防及び感染症の患者に対する医療に関する法律」(以下、感染症法)である。ハンセン病患者の強制的な隔離や断種・中絶などの政策とそれによって生まれた差別や偏見に対する反省から、患者の人権を尊重して、良質かつ適切な医療の提供を確保することを目的としている。そこで、診察や入院の強制をする前に患者に対する勧告を行って自発的な対応を求めること（勧告前置主義）や入院についての不服申立手続などを規定している。

　都道府県知事は、患者に対する検体の提出・採取（感染症法第 16 条の 3、1 項、3 項）、医師の健康診断（第 17 条）、入院（第 19 条 1 項、3 項）についてまず勧告を行い、拒否した場合にはじめて強制をすることができる。強制に反する場合は、罰則がある（第 73 条 2 項）。また、知事による入院措置については期間の制限があり（第 19 条 4 項、第 20 条 1 項）、原則として 72 時間、蔓延防止の必要がある時は 10 日以内として、さらに必要がある時は延長ができる（第 20 条 4 項）。入院勧告や期間延長は専門家である協議会の意見を聞く義務がある（第 20 条 5 項）。また、行政不服審査法の特例を定め、患者は、受けた処遇について都道府県知事に苦情の申し出ができ（第 24 条の 2、1 項）、入院期間が 30 日を超える患者は厚生労働大臣に審査請求ができ（第 25 条 1 項）、厚生労働大臣は 5 日以内に裁決をしなければならない（同条 2 項）。

●2021年3月の改正の問題点

感染症法は新型コロナウイルス感染症（以下、新型コロナ）の蔓延後に改正された。入院勧告または入院措置で入院した患者が逃げ出したり、正当な理由なく入院の始期に入院しなかった場合、50万円以下の過料とされる（第80条）。しかし、入院しなかった場合に処罰するのは、勧告ではなく命令となり、患者の人権を尊重する「勧告前置主義」の法体系に反するものである。また、入院拒否や逃亡の立法事実（法の正当性を支える社会的事実）が認められず、むしろ入院したいのにできずに死亡していくのが現状である。この法改正には合理性が全く認められない。

2 ⋯⋯⋯ 医療崩壊の予防

2021年7～9月の新型コロナ第5波の時、8月には医療機関が逼迫して医療崩壊が生じた。全国では陽性者の9万7000人、東京都では2万5000人が自宅療養だった。救急車が来ても搬送先の病院がなく、首都圏4都県では結局自宅療養中に少なくとも18人が死亡し、東京都では9人が死亡した。

● 新型コロナウイルス感染症病床の受け入れの強制

日本は新型コロナ病床の受け入れがわずか1％未満にすぎず、イギリスの22.5％、アメリカの11.2％と比較してきわめて低い[1]。これはその後も大きく変わっていない。日本は公的な医療機関が欧州に比べて少なく、大部分が私的医療機関なので受け入れを強制できないからだという意見があるが、誤りである。飲食店はほとんどが私的な企業でありながら強力な事業の制限を行っていることからみても明らかである。

憲法は、人権は無制限に保障されるのではなく「公共の福祉」による制約を受けるとしている（憲法第12条、第13条）。「公共の福祉」とは人権と人権を調整するための公平の原理である。すなわち、病院の営業の自由は、国民の生命や健康という他の人の人権との調整のために、必要最小限度の制約を受けることが認められている。

新型インフルエンザ対策特別措置法（以下、新型インフル特措法）では、都道府県知事は、医師、看護師等に対して、場所や期間などを示して、患者等に

医療行為を行うよう、要請ができる（第31条1項）。正当な理由なく要請に応じない時は、都道府県知事は医療行為を行うように指示できる（同条3項）。この「指示」とは「強制」のことである。ただし、罰則はない。

　他方で、要請・強制に対するフォローがなされており、従事要請や従事の指示をした時、厚生労働大臣、都道府県知事は、医療関係者の生命、身体の確保に十分配慮し、危険が及ばないよう必要な措置を講じなければならない（第31条4項）。必要な措置とは給付金等の予算措置などをいう。国および都道府県は、この医療行為の従事要請や従事指示には、費用を支払わなければならない（第62条2項）。また、都道府県は、医療関係者が、死亡、負傷、疾病にかかり、障害を負った時は損害を補償しなければならない（第63条1項）。

　このように、新型コロナ病床の受け入れについて法律は完備されている。医療逼迫は行政が法律を使いこなせていないことによる。

● 臨時の医療施設

　日本医師会会長は第5波の時、臨時の医療施設を設置すべきだと提言をしたが、東京都は臨時の医療施設を開設しなかった。

　都道府県は、都道府県の区域内において、病院その他の医療機関が不足し、医療の提供に支障が生じると認める場合、臨時の医療施設を開設して医療を提供しなければならない（新型インフル特措法第31条の2、1項）。本来医療施設を開設することは、医療法、消防法、建築基準法、景観法等の法律の制限によって実施は困難であるが、この制度はこれらの法律の適用を排除するという強力な規定である（同条3項〜5項）。

　しかも、これは都道府県知事の義務とされている。医療機関が不足し、医療の提供に支障が生じる時は、都道府県知事は臨時の医療施設を設置して医療を提供しなければならず、設置しないという「不作為」は違法になる。したがって医療逼迫が予想できたにもかかわらず、臨時の医療施設を開設せずに放置したことにより自宅療養中に死亡した患者がいるとすれば、都道府県は損害賠償請求の対象になり得る。

● 国と自治体の役割分担（誰がリーダーになるべきか）

　新型コロナが蔓延した時、都道府県知事が国に対して緊急事態宣言を発出し

てほしいと要請しても国がこれに応じないことや、都道府県知事が緊急事態宣言で実施しようとしたことに国が不快感を示したことがあり、国と自治体の間で混乱が生じていた。小池東京都知事の「社長だと思ったら中間管理職だった」との発言が象徴している。国と自治体の役割分担はどのように考えるべきだろうか。

　リーダーシップは、都道府県がとるべきである。なぜなら、都道府県知事が地域の感染者、致死率などの感染状況を把握し、また、地元の医療機関や保健所などの医療の活動状況を把握して現場の情報を得ることができ、平時から、医師会、病院、保健所などとの関係を調整して最も効果的な対応ができるからである。国には現場の情報は入らず、行うことは画一性・公平性が求められている。法律も、自治体は自らその区域での対策を的確迅速に実施し、関係機関が実施する対策を「総合的に推進する」義務を負うとしている（新型インフル特措法第3条4項）。

　そもそも新型インフル特措法は、感染症の病原性が高い時は災害と同様であるとして、災害救助法や災害対策基本法を手本にして策定されている。そして、災害救助法は地方自治の理念で、災害時のリーダーは都道府県知事としており、国の緊急事態宣言がなくても、都道府県知事に医療者に対する従事命令や物資の強制取得を認めている。国の立場は自治体を予算などで後方支援することである。よって、新型インフル特措法の構造からも、都道府県知事がリーダーとなって、国が予算や情報やワクチンなどで後方支援すべきものである。

　今後、新型インフル特措法の改正をするのであれば、都道府県知事が対策の主体であり、国がこれの後方支援をする立場にあることを明記すべきである。また、新型コロナ蔓延の時、法的根拠はなかったが、たびたび都道府県知事が「緊急事態宣言」を発することがあった。都道府県知事がリーダーとして対策を講ずる時に必要だったものである。したがって、現場でのニーズがある場合には、都道府県知事にも緊急事態宣言を発する権限を認めるよう法改正するべきである。

● 法制度を動かす方法

　前記の新型コロナ病床の受け入れも臨時の医療施設の開設も、行政の一方的な命令では医療関係者は動かない。神奈川県では、医師である医療危機対策統

括官が「顔の見える関係」をつくるために、医師会やすべての病院をまわり、膝つき合わせて現場のニーズを把握して信頼関係を構築し、その結果、動いてくれるようになった。例えば 2021 年 5 月、全国初の臨時の医療施設 180 床を開設して医療関係者をここに派遣できた。また、医療逼迫時は救急車が来ても受け入れ病院がなく、たらい回しや長時間搬送ができないことが起きたが、神奈川県では、毎日新型コロナ患者の現入院数と収容可能な空きベッドの情報を入力し、県の対策本部と医療機関がその情報を共有するシステムを開発した。これにより数日かかっていた転院調整が 30 分で可能となった。

　このようなノウハウは、全国の都道府県で共有されなければならない。全国の都道府県知事で構成する「全国知事会」は新型コロナ対策について、もっぱら国に何かを要請することに使われていたが、根拠法令（地方自治法第 263 条の 3、1 項）は、全国知事会の趣旨を「共通の問題を協議し、及び処理するため」としている。新型コロナ対策のための課題やノウハウを共有し、共同研究する場にするべきである。ここでも法律は完備しているのだが、行政がこれを使いこなせていないというべきである。

3 ……… 災害対策の原則

● 準備していないことはできない

　災害対策の原則は「準備していないことはできない」ということである。感染症においても同様である。感染症は、地震や津波と異なり、1 回で終わるものではなく、第 1 波で準備ができていなくても、第 2 波以降を予想して準備することができる。

● 報告書

　政府は、第 1 波の前に、新型コロナのパンデミックへの準備はしていなかった。しかし 2010 年に、厚生労働省の新型インフルエンザ対策総括会議は「報告書」を政府に提出して、次の提言をしている。
① PCR 検査体制の強化
②国立感染症研究所、検疫所、保健所の組織や人員の大幅強化
③米国 CDC（疾病予防管理センター）などを参考にした組織強化　など

この感染症対策は新型コロナに対しても有効な対策であったが、政府はこの報告を無視したばかりか、逆の政策をとった。

① PCR検査体制の強化について

日本のPCR検査数は、2020年4月8日現在、経済協力開発機構（OECD）36カ国中35位であった。その後も、PCRの行政検査（無償）は大きく増加せず、私的検査は自費負担で費用も高額であった。2021年末頃からようやく増加したが、なお不足しており、2022年1月24日に政府はPCR検査なしで医師が新型コロナの感染を診断する方針を示した。しかし、医師が検査なしで感染症の診断をするということは医療水準に基づいた医療行為ではない。これは政府による「医療破壊」といわざるを得ない。

②国立感染症研究所・保健所などの人員増加について

国立感染症研究所は感染症にかかわる国の対策の中心的役割を担い、新型コロナにおいても、検体採取や疫学調査、検査薬やワクチン開発の支援を行っている。しかし、国は同研究所の予算を10年前から3分の1も削減した。

また、各自治体の保健所は新型コロナのPCR検査の対応、入院宿泊施設の調整、感染経路・濃厚接触者の割り出し、ワクチン接種の管理など、多数の業務を担っている。しかし、1992年に全国で852カ所に設置されていた保健所は2019年に472カ所となり、45％も減少した。政令指定都市では、1995年は東京特別区53カ所、大阪市24カ所だったが、2019年には東京では23カ所、大阪市は1カ所になった。大阪市は人口270万人に対して保健所は1カ所であり、当然ながら大阪で保健所は機能不全となった。

③米国CDCなどを参考にした組織強化について

米国のCDCは政府から独立性のある専門機関であり、政府の政治的な発言とは別個に科学的な見地からの発言がなされている。これによって、科学に基づく政策が期待できる。しかし、日本では公衆衛生に関する専門家による独立性のある機関は設置されなかった。新型コロナ後に設置した「専門家会議」やその廃止後に設置された有識者会議の「分科会」に独立した権限はない。提言のうち、政府の政策と一致する部分だけ利用し、政策に反する部分は無視される扱いがなされており、科学的政策はなされなかった。

繰り返すが、感染症において「準備していないことはできない」のである。

4 ········ ロックダウンについて

● ロックダウンは憲法上認められるか

「日本の憲法ではロックダウンを認められないので、ロックダウンをするには憲法改正が必要だ」と言う人がいるが、誤りである。ロックダウンとは「移転の自由」の制限である。憲法第 22 条は、「何人も公共の福祉に反しない限り、居住、移転及び職業選択の自由を有する。」と定めている。逆にいえば「公共の福祉」に反する場合は移転の自由を制限できるのである。「公共の福祉」とは人権と人権を調整するための公平の原理である。したがって移転の自由と他の人の生命・健康を調整するため制限を受けるので、日本国憲法においてもロックダウンは認められる。

● 災害とロックダウン

災害についてはロックダウンの法律が存在する。災害対策基本法第 63 条は、市町村長は、災害の時、生命または身体の危険を防止するため特に必要な時は「警戒区域」を設定し、立ち入りを制限、禁止しまたは区域からの退去を命じることができると定めている。これには、罰則がある。

● 日弁連意見書

1991 年に起きた雲仙普賢岳の噴火災害の時、「警戒区域」の設定によるロックダウンが行われ、飼育する鶏の餓死や養蜂の散逸によって損害を受けた住民がいた。そこで日本弁護士連合会は、1994 年に「災害対策基本法に関する意見書」で、①憲法第 29 条 3 項の「私有財産は正当な補償の下に、これを公共のために用いることができる」という規定の趣旨による損失補償制度の創設、②警戒区域設定から一定期間経過後の住民の市町村長に対する意見陳述・解除請求権、③市町村長の住民の意見に理由がある時の警戒区域の解除義務、④住民の不解除処分に対する不服申立権、⑤市町村長の解除の判断を補完するための科学者などの第三者機関設置などを提言した。残念ながら災害対策基本法は改正されなかったが、感染症のロックダウンの法律を作るならこの条件を付けるべきである。

　　　　Ⅱ　感染症流行下での災害支援の基礎知識

● 自治体の濫用行為

　大阪府知事は、2020 年の緊急事態宣言後、休業要請に応じなかった 10 のパチンコ店の店名を、新型インフル特措法第 45 条 4 項を根拠に公表した。さらに営業を続ける 5 店に休業の指示を出す方針を示したので、その日に全店舗が休業した。しかし、①パチンコは会話をせずにマスクを着用したまま行える遊戯であり、マスクをはずして会話や飲食を行う飲食店とは異なること、②パチンコ店は通常、建築基準法で定められた換気の基準を上回る 1 時間に 6 〜 10 回程度の換気を行っていること、③パチンコ店でのクラスターが発生した事実や感染経路がパチンコ店だったという報告がなかったことから、指示は科学的根拠に欠けるものである。

5 ········ 災害制度の応用

　日本では、毎年多数の災害が発生しているので、被災者支援のための災害関連法規やノウハウが長年蓄積されている。新型コロナ対策にも災害の被災者支援で得られた制度やノウハウを応用すべきである。ただし、新型コロナは災害とは異なるので、災害関連法規を新型コロナ問題にそのまま適用ないし準用することは困難である。そこで、現行の災害関連法規のうち新型コロナの蔓延対策に適するものを参考にして法改正を実施すべきである。もともと、新型インフル特措法は災害対策基本法や災害救助法に倣って作成されており、構造は類似しているので、新たな法律を策定するより迅速に被災者支援を実施できる。

　災害関連法規の新型コロナへの適用が適切な条文の主なものは、以下の通りである。

▨ 被災者の生活保障

①都道府県知事はネットカフェ生活者・ホームレスなどへホテルの提供、避難所の供与ができる（災害救助法第 4 条 1 項 1 号）。

②都道府県知事は必要と認めた場合は被災者に金銭を支給できる（災害救助法第 4 条 2 項）。

③災害援護資金の貸付がある（災害弔慰金法[*1]第 10 条）。

▨ 損失の補償

④感染症で死亡した者の遺族に対する災害弔慰金の支給（災害弔慰金法第 3

条）。主たる生計の維持者の場合は 500 万円、その他の場合は 250 万円である。死亡には、新型コロナ感染による直接死も、関連死（慢性疾患者が新型コロナによる病院の閉鎖で投薬を受けられずに死亡した場合など）も含まれる。

⑤災害障害見舞金は、災害による障がい者に④の半額が支給される（災害弔慰金法第 8 条）。

▦ 収入の保障

⑥都道府県知事は事業者に生業に必要な資金の給与ができる（災害救助法第 4 条 1 項 7 号）。

⑦会社が休業の時の失業保険の給付。激甚災害で会社が「休業」の時は「失業」とみなして失業保険を支給できる（激甚災害法第 25 条）。

▦ 権利保護手続

⑧被災者への義援金[*3]、被災者生活再建支援金[*4]、災害弔慰金等の差押えの禁止[*5]。

▦ 国の自治体への後方支援

①、②、⑥の費用は、大規模な災害ではおおむね都道府県が 1 割負担し、国が 9 割を負担する（災害対策基本法第 21 条）。

★ 引用文献

1)　　コロナ病床, 日本は英米の 1 割どまり 病院間の連携不足. 日本経済新聞. 2021 年 2 月 23 日.

＊ 1　　災害弔慰金の支給等に関する法律
＊ 2　　激甚災害に対処するための特別の財政援助等に関する法律
＊ 3　　自然災害義援金に係る差押禁止等に関する法律
＊ 4　　被災者生活再建支援法（第 20 条の 2、2 項）
＊ 5　　災害弔慰金の支給等に関する法律（第 5 条の 2、2 項）

第Ⅲ章

感染症多発時代の
災害支援の実際

Ⅲ-1

災害支援に必要な感染予防の
基礎的知識・技術

松岡千代

▼

　新型コロナウイルス感染症のパンデミックにより、災害支援のあり方は大きな転換が求められた。ここでは、まず感染予防の基礎的な知識・技術を確認するとともに、災害時における感染予防の工夫について考える。

1 ⋯⋯⋯ 災害時における標準予防策

　標準予防策（スタンダードプリコーション）とは、汗を除く、血液・体液、分泌物、排泄物、傷ついた皮膚・粘膜などは、感染性微生物（ウイルス）などの病原体を含んでいる可能性があるとみなし、対象者と支援者の双方において感染の危険性を減少させるための標準的な対策をいう。

　新型コロナウイルス感染症やインフルエンザは、飛沫感染または接触感染のため、標準予防策に加えて、飛沫感染・接触感染の予防に取り組む必要がある。

　飛沫感染は、咳やくしゃみなどによって小さな粒子（飛沫、エアロゾル）を吸い込むことで感染するため、マスクの着用と3密（密閉、密集、密接）の回避が有効である。

　接触感染の多くは、病原体が付着した手で目、鼻、口などを触ることで病原体が身体に入り込み感染するため、ケア前後の手指衛生（手洗い、消毒）、ケア時の個人防護具（手袋、ガウンなど）の使用が有効である。

　災害時では、災害の種類や大きさにより、水が使えなかったり、感染予防対策物品が不足する場合もある。基本的となる標準予防策の知識と技術を身につけたうえで、その場の状況に応じてできる限りの工夫をしながら対応することが求められる。

● 手指衛生：手洗い、手指消毒

　手洗いは、感染対策の基本であり、ケアの前後に正しい方法で手洗いを行うことが重要である（図III-1-1）[1]。手洗いは石けんと水を用いて行うことが最も有効で、石けんで10秒もみ洗いし流水で15秒すすぐことで病原体を10,000分の1に減らすことができる。手洗いで洗い残しの多いところを図III-1-2 [2,3]に示す。正しい方法を身につけて洗い残しがないようにする。

　災害時において、手洗いがすぐにできない場合には、アルコール消毒液（濃度70〜95%のエタノール）による手指消毒が有効である。その場合、まずはじめに、両手の指先、次に手掌、手背、指間や母指、手首の順に消毒漏れがないように擦り込むことが大切である。アルコール消毒液がない場合は、アルコール成分の入ったウェットティッシュなどの活用も有効であるが、感染源を広げないために必ず1回のみの使用として捨てる。

　新型コロナウイルスは、エンベロープ（脂質二重膜の構造）を有するため、石けんと流水による手洗いと、アルコール手指消毒剤のいずれも有効である。

● 個人防護具の使用

　個人防護具（PPE：Personal Protective Equipment）は、適切なタイミングで着用し、正しい方法で着脱する。個人防護具には、マスク、手袋、エプロン・

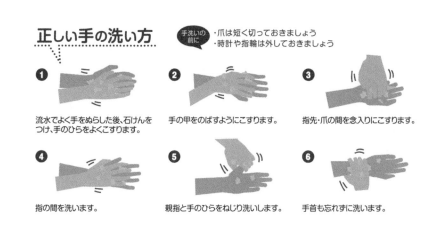

正しい手の洗い方

手洗いの前に　・爪は短く切っておきましょう
・時計や指輪は外しておきましょう

❶ 流水でよく手をぬらした後、石けんをつけ、手のひらをよくこすります。

❷ 手の甲をのばすようにこすります。

❸ 指先・爪の間を念入りにこすります。

❹ 指の間を洗います。

❺ 親指と手のひらをねじり洗いします。

❻ 手首も忘れずに洗います。

図III-1-1 ⊙ 手洗いの正しい方法

（厚生労働省：手洗い．厚生労働省ホームページ．）

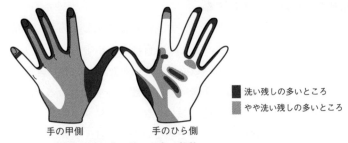

■ 洗い残しの多いところ
■ やや洗い残しの多いところ

手の甲側　　　　手のひら側

図III-1-2 ⊙ 手洗い時に洗い残しが多い部位
（政府インターネットTV：インフルエンザ予防のために～手洗い・マスクのススメ.）

ガウン、フェイスシールド、ゴーグルなどがあり、状況に応じて適切に選択し、組み合わせて活用する。また個人防護具は、ケア対象者ごとに交換し、速やかに捨てることが原則である。

▓ マスク、フェイスシールド

マスクの素材は不織布マスクが最も高い効果があり、感染症流行下では基本的な感染対策として日常的に着用する。マスクは顔に合ったサイズを選択し、鼻の形に合わせて着用して隙間を防ぐことで、病原体の吹出量と吸込量の減少をはかることができる。マスクの取り外し時は表面を触らないようにして、取り外しの際はひもの部分を持って外すことを忘れないようにする。

フェイスシールドは、咳き込みやくしゃみの多いケア対象者と接する場合に着用することが推奨される。フェイスシールドも外す時には、外側に触れないように外す。

▓ 手袋

手袋は、血液などの体液、嘔吐物、排泄物などに触れる時には必ず着用する。手袋には、ゴム（ラテックス）製やプラスチック製のものがあり、自分の手の大きさに合ったものを選択する。ラテックスアレルギー（かゆみ、じんましん、ぜん息の症状など）が現れる場合には、ゴム製手袋の使用は直ちに止める。

手袋は必ずケアごとに交換するように努め、汚染した手袋でケアをしたり、さまざまなところを触ったりしないようにして、感染源の伝搬を防ぐことが重要である。

▓ エプロン、ガウン

エプロンやガウンは市販の製品もあるが、不足する場合には、大型のゴミ袋

（45 または 70 リットル）で代用できる。作り方の例を**図Ⅲ-1-3**⁴⁾ に示す。これ以外にも、インターネットや YouTube で作り方が紹介されているので、参考にしてもらいたい。

▦ 着脱の順番

個人防護具の一般的な着脱の順番を**図Ⅲ-1-4**⁴⁾ に示す。

用意するもの	ビニールのゴミ袋45リットル1枚、はさみ

作り方

❶ 上から25cmのところに5cm切れ目を入れる
❷ 上下に1枚づつ5cm切れ目を入れる
❸ 中心部分を上から8cm切れ目を入れる
❹ 左右に8cm切れ目を入れる
❺ 下の中心から1枚だけ（背中）切れ目を55cm程度入れる

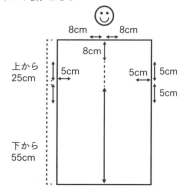

図Ⅲ-1-3 ⊙ 簡易エプロンの作り方

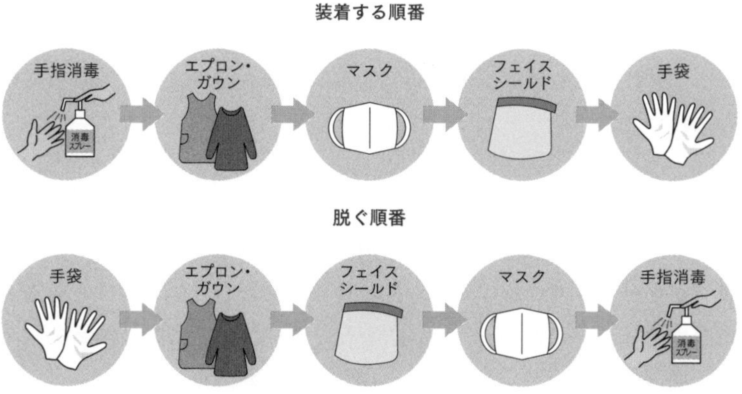

装着する順番

手指消毒 → エプロン・ガウン → マスク → フェイスシールド → 手袋

脱ぐ順番

手袋 → エプロン・ガウン → フェイスシールド → マスク → 手指消毒

図Ⅲ-1-4 ⊙ 個人防護具の着脱の順番
（厚生労働省：訪問介護職員のための そうだったのか！感染対策！③
（あなたがウイルスをもちださないために），YouTube. を参考に作成）

2 ⋯⋯⋯ 環境整備

　感染症流行下における環境整備の基本は、整理整頓、清掃、そして換気である。

　災害時の避難所内は混沌とした状態であるが、避難所内にテーピングをして避難場所の区画整理をしたり、物品の整理やゴミの管理などを行い、避難所内の整理整頓を行う。そのことによって、清掃も容易に行えるようになり、環境の悪化を防ぐことができる。

● 清掃

　清掃の前後には、手洗いや消毒を必ず行う。清掃時には、手袋、マスク、エプロンなどの個人防護具を着用し、清掃中には換気を行う。

　清掃のポイントは、多くの人が触れる共用部分（高頻度接触環境表面）の消毒を定期的に行うことである。具体的には、手すり、ドアノブ、トイレのふた・便座、洗面所の蛇口などは、1日3回程度、消毒用エタノールを用いてていねいに清拭する。

　嘔吐物や排泄物等で床などが汚染された場合には、手袋、マスク、エプロンまたはガウンを着用し、ペーパータオルや使い捨ての布で汚染物を拭き取り、次亜塩素酸ナトリウム（塩素系漂白剤）を0.1％に薄めた液をビニール袋に入れ、密閉して破棄する。汚染された床などは、次亜塩素酸ナトリウム液（0.1％）でていねいに拭き取った後に、水拭きをする。

　新型コロナウイルスは、環境中に数時間から数日間生存しているため、生活空間の消毒薬による清拭清掃は有効であるが、消毒薬の噴霧は健康被害につながるため行わない。

● 換気

　新型コロナウイルスをはじめとする飛沫感染が主な感染経路である感染症では、換気が十分できていないと、一部に飛沫が滞留してエアロゾル感染が発生する場合がある。そのため、3密の回避とともに、生活空間の換気を常時、もしくは定期的に行うことで感染防止をはかることができる。

　具体的には、常時2方向以上の窓もしくはドアを開放しておくことで、外気と内気の流れにより、空気の循環を作り出すことが有効である。それが難しい

場合には、1時間に2回程度、数分間開放して換気する。その際、換気扇・扇風機・サーキュレーターを使用すると換気の効率がよくなる。

　室内の加湿や保温も大事ではあるが、感染症対策としては、ウイルスなどの病原体を換気によって室外に排除するほうが効果的である。

★ 引用文献

1)　厚生労働省：手洗い．厚生労働省ホームページ．<https://www.mhlw.go.jp/content/10900000/000593494.pdf>
2)　インフルエンザ予防のために〜手洗い・マスクのススメ．政府インターネットテレビ．平成24年12月25日．<http://nettv.gov-online.go.jp/prg/prg7362.html?t=46&a=1>
3)　国立感染症研究所：手洗いで感染症予防．厚生労働省ホームページ．<https://www.mhlw.go.jp/content/10900000/000334134.pdf>
4)　厚生労働省：訪問介護職員のための そうだったのか！感染対策！③（あなたがウイルスをもちださないために）．YouTube．<https://www.youtube.com/watch?v=6PKNJjJ7hQc&list=PLMG33RKISnWj_HIGPFEBEiyWloHZGHxCc&index=3>

★ 参考文献

• 菅原えりさ：With/Afterコロナ時代の災害時の感染対策：避難所の感染対策の考え方．臨床老年看護．2022；29（3）：9-14.
• 厚生労働省老健局：施設・事業所内の衛生管理．介護現場における感染対策の手引き：第2版．2020．p.51-55.
• 三橋睦子：COVID-19流行下で大規模災害が発生した際の対応．看護技術．2021；67（13）：1426-1432.

Ⅲ-2

感染症流行下での避難所運営

松岡千代

　新型コロナウイルス感染症（以下、新型コロナ）のパンデミック以前においても、避難所における感染対策は行われてきた。その背景には1995年1月に発生した阪神・淡路大震災時において、インフルエンザウイルス感染症の蔓延による「避難所肺炎」が多発したことがある。その後の大規模災害においても、呼吸器感染症に限らず、消化器感染症（O157など）も含めた感染対策は行われてきた。しかし、新型コロナのパンデミック以後その様相は一変し、人が多く集まる避難所の感染対策は、最優先事項として取り組まれる課題となった。

　ここでは、感染症流行下での避難所運営について概観した後、避難所における災害時要配慮者（高齢者、障がい者、妊産婦や乳児など）の支援について説明する。

1 ……… 感染症流行下での避難所運営

　感染症流行下における避難所は、通常の災害対策に加えて、人口密度が高く人同士の接触の機会が多い3密状態であることから、避難所内のクラスターを防ぐための対策が求められる。まず避難所運営の指標となるスフィア基準について説明したうえで、感染症流行下での避難所運営の基本的事項について述べる。

● スフィア基準

　スフィア基準は、正式名称を「人道憲章と人道支援における最低基準」という。スフィアプロジェクト（またはスフィア）と呼ばれるNGO（非政府組織）などによって行われた活動が基になって作成されたもので、スフィアハンドブッ

ク[1] にまとめられている。そこでは、災害や紛争において脆弱性の高い人々として高齢者、障がい者、子どもなどが位置づけられており、生命保護のために必要不可欠な4つの分野、①給水、衛生および衛生促進、②食料安全保障と栄養、③避難所および避難先の居住地、④保健医療、において、守られるべき最低基準が示されている。このスフィア基準は、2016年に内閣府（防災担当）が示した『避難所運営ガイドライン』[2] の中で、参考にすべき国際基準として紹介された。

　スフィア基準の基本理念は、①災害や紛争の影響を受けた人々は、尊厳ある生活を営む権利と支援を受ける権利があること、②災害や紛争による苦痛を軽減するために、実行可能なあらゆる手段がつくされるべきこと、とされており、災害・紛争の被災者の権利と支援者に対する指針が示されている。

　次に、4つの分野の概要を紹介する。

① 「給水・衛生および衛生促進」に関する基本的概念

　公衆衛生上のリスクの軽減を目標としており、安全な飲料水とトイレ衛生の確保の重要性が示されている。トイレに関しては、十分な数（20人に最低1つ）の、特に女性や障がい者にとって安心で安全にいつでも使用することができるトイレの準備が必要であるとされている。

② 「食料安全保障と栄養」に関する基本的概念

　すべての人は飢えから守られ、十分な食料を得る権利があることが示されている。低栄養は、免疫機能や認知機能の低下、慢性疾患の可能性の増大、さらにはコミュニティへの参加能力の低下、レジリエンス（回復力）の低下をもたらすとされている。

③ 「避難所および避難先の居住地」に関する基本的概念

　避難所と避難先の居住地において、安全な生活環境が提供されることにより、人命の救済、健康増進、コミュニティの生活が支えられることを目指している。その中には、避難所での暴力や虐待、性的搾取が起こらないような対策を講じることも含まれている。避難時の居住スペースとして「1人あたり最低 3.5m²」という基本指標も示されている。

④ 「保健医療」に関する基本的概念

　すべての人々は必要な時に適切な保健医療サービスを受ける権利を有することが示されており、危機の初期における救命救急医療だけでなく、その後の健

康維持、予防、治療、リハビリテーション、緩和ケアも重要であることが述べられている。

● 避難所の準備

▓ 避難所における被災者の居住スペース

避難所の大きさや被害の状況にもよるが、各自治体の避難所運営マニュアルでは、スフィア基準よりやや狭いが1人あたり3 m² 以上が推奨されており、3人世帯では居住スペース9 m² に、身体的距離（共有部分面積）11 m² を加えた20 m²（5m × 4m）が目安である[3]。しかし一方で、内閣府のガイドライン[4]では、1家族（1区画）あたり3 m² とし、人数に応じて区画の広さを調整することが示されており、本邦では災害時に居住スペースを十分に確保するのは難しいことが示されているといえよう。

避難家族間の距離は1 m 以上あけることを意識し、身体的距離が十分に確保できない場合は、間仕切り（パーティション：少なくとも座位で口元より高いもの）を設けたり、室内テントを活用することも有効である。避難所内の通路の幅は1〜2 m とし、養生テープなどを貼ってゾーニング（区画整理）を行う。

▓ 避難所のレイアウトと設営

感染症の疑いがない人と、感染症の疑いのある人（有症状者、濃厚接触者）のスペースを分けて設置することが求められる。

● 感染症の疑いのない人のスペース

健康な人のスペース（「一般避難スペース」）と、介助や支援が必要な人のスペース（「福祉避難スペース」）を設置する

● 感染症の疑いおよび感染している人のスペース

発熱・咳などの症状がある人（有症状者）および濃厚接触者のための「専用スペース」を設置する。専用スペースは、一般避難 / 福祉避難スペースとは離れた別棟・別室に設置することが望ましい。専用スペースを別棟で確保できない場合は、一般避難 / 福祉避難スペースと専用スペースの人の動線が交わらないようにする。一般避難 / 福祉避難スペースと専用スペースは、案内表示、間仕切りの設置、境界線テープを貼るなどして、区域（エリア）が目で見てわかるようにし、相互の行き来ができないようにする。

●感染症で自宅療養している人のスペース

　感染症で自宅療養をしている人が避難してきた時のために、「自宅療養者待機スペース」を設置して一時的な滞在ができるようにするが、保健所などに連絡して速やかにホテル等の感染症対応がなされている宿泊療養施設に移動してもらうようにする[5]。ただし、宿泊療養施設への移動に危険が伴ったり、受け入れ施設が確保できない場合は一時滞在を継続する場合もある。

●専用スペースのレイアウトと必要物品

　有症状の人は可能な限り個室にすることが望ましいが、個室の確保が難しい場合は、間仕切り（パーティション）で区切るなどの工夫をする。専用スペースのレイアウト例を**図Ⅲ-2-1**に、専用スペースに必要な物資を**表Ⅲ-2-1**に示す。

●避難所設営時の注意点

- 土足厳禁：避難所内の生活区域は内履きを使用し、土足の区域とは区別する。
- 衛生材料の配置：避難所の出入り口、各スペース出入り口、トイレ・洗面所周辺などにアルコール消毒液、マスク、専用ゴミ箱などを配置する。
- 感染症予防の啓発：感染症対策のポスターなどを避難所内の目につきやすいところに掲示する。[*1]
- 人権への配慮：感染者や感染疑いの人に対する誹謗・中傷が起きないように啓発ポスターを掲示する。[*2]

▨ 避難所運営スタッフの役割と留意事項

　避難所の開設にあたっては、まず避難所運営スタッフ間で避難所運営の方針を確認し、そのうえで役割分担をしていくことが必要である。専用スペースについては、医療従事者など、感染防護の専門的知識・技術をもったスタッフを確保して対応することが望ましい。

　感染症流行下では、交代要員も含めて、運営スタッフは毎日健康チェックをすることが求められる。体温や体調について健康観察記録表などに1日2～3回記録することを継続する。事前検査（抗原検査、PCR検査）などが必要な場合もあるので、あらかじめ地元の保健所などに確認をしておく。また運営ス

[*1]　各種啓発ポスターは厚生労働省ホームページからダウンロードができる。

[*2]　法務省ホームページ「新型コロナウイルス感染症に関連して―差別や偏見をなくしましょう」から啓発リーフレットのダウンロードや動画視聴ができる。

発熱・咳等のある人や濃厚接触者専用室のレイアウト（例）

R2. 6.10
第 2 版

- 発熱・咳等のある人及び濃厚接触者は、それぞれ一般の避難者とはゾーン、動線を分けること。
- 発熱・咳等のある人は、可能な限り個室にすることが望ましいが、難しい場合は専用のスペースを確保する。やむを得ず同室にする場合は、パーティションで区切るなどの工夫をする。
- 濃厚接触者は、可能な限り個室管理とする。難しい場合は専用のスペースを確保する。やむを得ず同室にする場合は、パーティションで区切るなどの工夫をする。
  ※濃厚接触者は、発熱・咳等のある人より優先して個室管理とする。
- 人権に配慮して「感染者を排除するのではなく、感染対策上の対応であること」を十分に周知する。

（例）

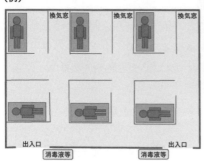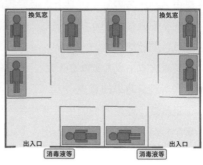

※ 飛沫感染を防ぐため、少なくとも座位で口元より高いパーティションとし、プライバシーを確保する高さにすることが望ましい。また、換気を考慮しつつ、より高いものが望ましい。

- 軽症者等は、予め災害時の対応・避難方法等を決めておくことが望ましいが、避難所に一時的に滞在する場合がある。
- 感染予防および医療・保健活動のしやすさの観点から、地域における感染拡大状況や、各避難所、活用するホテル・旅館等の状況を踏まえ、防災担当部局や保健福祉部局等の連携のもと、必要に応じて特定の避難者の専用の避難所を設定することも考えられる。
  （例：高齢者・基礎疾患を有する者・障がい者・妊産婦用、発熱・咳等の症状のある者用、濃厚接触者用）

※ 発熱・咳等のある人及び濃厚接触者は、マスクを着用する。
※ 上記は全て実施することが望ましいが、災害時において、種々の制約が想定され、出来る範囲で最大限実施することが望まれる。

図Ⅲ-2-1 ⦿ 専用スペースのレイアウト例
（内閣府：新型コロナウイルス感染症対策に配慮した避難所開設・運営訓練ガイドライン：第 3 版．2021．p.16.）

タッフが体調不良の場合は、避難所運営組織に速やかに報告し、本人には避難所運営から直ちに離れてもらう。

　なお、運営スタッフのうち、高齢者あるいは基礎疾患がある人については、専用スペースでの対応は避けるようにする。

▓ 避難者の受付

　避難者の健康チェック（検温・問診）ができる健康チェック窓口（事前受付）

表III-2-1 ▫ 専用スペースに必要な感染対策物資や衛生資材

区分	必要な物資・衛生資材など
感染症対策用衛生物資など	消毒液（アルコール、次亜塩素酸ナトリウム溶液）、マスク、使い捨て手袋、液体石けん、ウェットティッシュ、ペーパータオル　など
健康管理用資材など	非接触型体温計、パルスオキシメーター　など
運営スタッフ防護用物資など	マスク、使い捨て手袋、ガウン、フェイスシールド　など
避難所運営用資材など	間仕切り、養生テープ、段ボールベッド、ビニールカーテン、ブルーシート、仮設トイレ、換気設備、除菌・滅菌装置、清掃用具一式、専用ゴミ箱（ふたつき・足ペダル）、トイレ関連備品一式　など
換気設備・機材	必要に応じて扇風機やサーキュレーターなどの換気機材

表III-2-2 ▫ 新型コロナウイルス感染症に関する健康チェック項目

☐ PCR検査後、陽性もしくは、検査結果待ちで自宅療養中ですか
☐ 感染が確認されている人の濃厚接触者で健康観察中ですか
☐ 過去14日以内に新型コロナウイルス感染者との接触はありましたか
☐ 過去14日以内に新型コロナウイルス感染症の流行地域に行ったことがありますか
☐ 発熱がありますか　（いつから　　　　　　　　　　　　現在　　℃　）
☐ 息苦しさ、咳や痰はありますか
☐ 味やにおいを感じにくいですか
☐ 身体のだるさがありますか
☐ その他に感染したかもしれないと心配になる症状はありますか

☐ 上記に該当する症状はありません

※上記の項目が1つでも当てはまる人は専用スペースへの避難を検討する

表III-2-3 ▫ 持病や介護に関する健康チェック項目

☐ 心臓疾患、肺疾患、糖尿病など、治療中の持病はありますか
☐ 継続的に薬の内服や注射などの治療が必要ですか
☐ 目、耳、手足など、身体に障がいはありますか
☐ 日常生活に介助や介護が必要ですか
☐ 心の健康面で治療を受けている、もしくは障がいがありますか
☐ その他、心の健康面で治療を受けている、もしくは障がいがありますか

☐ 上記に該当する症状はありません

※上記の項目が1つでも当てはまる人は福祉避難スペースへの避難を検討する

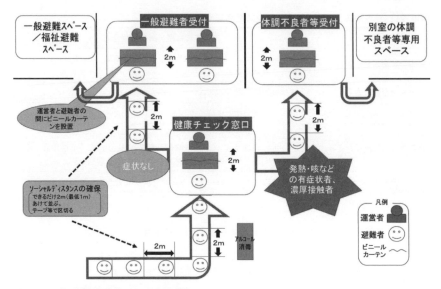

図Ⅲ-2-2 ⊙ 避難所受付のレイアウト例
（兵庫県企画県民部災害対策局災害対策課：新型コロナウイルス感染症に対応した避難所運営ガイドライン―
感染症と災害からいのちと健康を守るために. 令和2年6月版. 2020. p.18）

を設置する。健康チェック窓口のスタッフは、マスク、手袋、フェイスシール
ドを着用し、避難所と受付者が対面する場にはビニールシートを設置する。

　健康チェック窓口では、健康チェックリスト（**表Ⅲ-2-2**、**表Ⅲ-2-3**）と体温測
定（非接触型体温計が望ましい）により問診を行う。受入時の健康チェックリ
ストは自治体ごとの様式があり、避難所運営マニュアルに記載されているので、
それを活用する。

　健康チェックの結果により、「一般避難者受付」または「体調不良者等受付」
に誘導する。避難所受付のレイアウト例を**図Ⅲ-2-2**に示す。

●**感染の疑いのない人**

　一般避難者受付に誘導し、その後、一般避難スペースもしくは福祉避難スペー
スへ移動してもらう。

●**感染の疑いのある人**

　体調不良者等受付に誘導し、発熱・咳などの体調不良もしくは濃厚接触の疑
いがある人は専用スペースへ、感染症で自宅療養をしている人は自宅療養者待
機スペースへ移動してもらう。

■ 避難所運営における感染症対策

　Ⅲ章1「災害支援に必要な感染予防の基礎的知識・技術」と重なる部分もあるが、改めて避難所運営における感染症対策について説明する。

●感染症対策の強化

- 避難者・運営スタッフ全員が、基本的な感染症対策が行えるように、身体的距離の確保、マスク・手洗い・手指消毒の励行、食事中の会話を控えるなどの注意事項について共有し、感染症対策の強化をはかる。
- 箸やコップの共用は禁止し、できるだけ使い捨てのものを利用する。

●十分かつ定期的な換気

- 2方向の窓やドアを1時間に2回程度、数分間開放して換気をする。
  ※換気扇や扇風機・サーキュレーターを使用すると換気効率が向上する。
- 換気の方法は、常時窓やドアを開けておき、空気を循環させる方法もある。
  ※換気によってウイルスを室外に排除することが効果的である。
- 適切な換気方法は避難所の環境によって異なるので、保健所など感染症対策の専門家に相談する。

●共用部分の定期的な消毒

- 手すり、ドアノブ、トイレのふた・便座・水洗用蛇口・トイレットペーパーホルダー部分、洗面所の蛇口などは、定期的（1日3回程度）に消毒する。
  ※消毒用アルコールもしくは希釈した次亜塩素酸ナトリウム（塩素系漂白剤）を使用する。

●食事・物資などの配付

- 基本的には一定の場所に置いて、避難者に取りに来てもらう「取り置き式」とする。
  ※混雑防止のために複数の配付場所に設置したり、時間差で取りに来てもらったりするように工夫する。
  ※自分で取りに来ることができない人には、個別に配付する。
  ※専用スペースの場合は、スペースの出入り口付近に置いて取りに来てもらうようにする。

●ゴミの回収や取り扱い

- ゴミ回収を担当するスタッフは、マスク、掃除用手袋、ゴーグルやフェイスシールド、使い捨てエプロンや防護服（ゴミ袋やビニール合羽で代用可）を

装着し、ゴミに直接触れることがないようにする。

- 専用スペースで発生したゴミは、ゴミ袋を二重にして一般ゴミとして破棄する。
- 専用スペースで活動した人が装着したマスクや防護服などは感染性廃棄物となるので、各自治体の基準に準じて破棄する。

●一般避難 / 福祉避難スペース避難者の健康管理

- 専用スペースの避難者だけでなく、一般避難 / 福祉避難スペースの避難者にも体調チェック表などを配付して、毎日自己チェックを行ってもらう。
- 体調不良者が発生した場合は、保健医療スタッフなどにすぐに連絡して、避難所内で感染症が拡大しないようにする。

●新たに感染疑い者が発生した場合

- 体温測定や健康チェックにより感染疑い者が発生した場合は、専用スペースへ移動してもらう。
- 管轄する保健所などに連絡し、その後の対応の指示を受ける。
- 感染疑い者が使用していた居住スペース、避難所内のトイレや洗面所などの共用部分を消毒する。
- 同じ居住スペースや近くにいた避難者、あるいは濃厚接触者の疑いがある避難者の健康観察を行う。可能であれば、これらの避難者には他の場所に移ってもらい、健康観察を継続して行うことが望ましい。

2 ⋯⋯⋯ 配慮が必要な人（要配慮者）への避難所での対応

　災害時に配慮が必要な人は要配慮者といわれ、高齢者をはじめとして、障がい者、乳幼児、妊産婦、外国人などが含まれる。ここでは、高齢者・障がい者に対する避難所での支援について説明する。

● 指定福祉避難所

　東日本大震災後の内閣府の調査[6]では、要配慮者が一般避難所に避難しなかった理由として、避難所の「設備や環境面から生活できないと思った」「他の避難者も大勢いるため、いづらいと感じると思った」との回答が多かったことが示されている。学校の教室や体育館、地域の公民館やホールなどに設置さ

れた避難所は、要援護高齢者や障がい者にとって過酷な生活場所である。

　このような状況を受けて、東日本大震災後の 2013 年に災害対策基本法が改正され、一定の基準に適合する避難所を指定避難所とし、そのうち要配慮者のための特別な配慮がなされた避難所を福祉避難所に指定することになった。しかし、福祉避難所の指定は各自治体で進められているものの、2016 年の熊本地震の際には福祉避難所の適切な周知が行われていないこと[7]や、2019 年の台風 19 号による豪雨災害時においても福祉避難所の確保が進んでいないこと[8]が課題として挙げられた。そのため 2021 年には「福祉避難所の確保・運営ガイドライン」の改定が行われ、福祉避難所の指定を促進するとともに、事前に受入対象者を調整して人的・物的体制の整備をはかることで、災害時における要配慮者の直接避難などを促進し、要配慮者の支援を強化することが目指されることとなった。

　指定福祉避難所の整備が進むとともに、災害前から支援が必要な要援護高齢者や障がい者の避難者が、災害後早期に指定福祉避難所などへの避難が可能になることが期待される。しかし指定福祉避難所は、身近な地域に設置されているとは限らず、対象者が一時的に一般避難所に避難してくることも想定される。その場合には、先に示したように、避難所内に福祉避難スペースを設置しておき、そこへ誘導して、避難所スタッフや保健医療福祉関係者の支援が受けられるようにすることが求められる。

● **避難所における高齢者・障がい者の健康課題と支援**

　ここでは、福祉避難所に避難が必要な対象者ではなく、一般避難所において支援が必要な高齢者と障がい者に焦点を絞って、避難所における健康課題と支援について概説する。

　大規模災害においては、災害時に命が助かったとしても、避難生活が長引く中で健康状態が悪化して災害関連死（間接死）が生じることが知られている。災害関連死の発生時期をみると、東日本大震災では、発災 1 週間以内で全体の 12.5％、1 カ月以内 32.1％、3 カ月以内 50.2％となっている[9]。すなわち、災害亜急性期から慢性期にかけて、避難生活が継続している中で発生していることがわかる。

　災害関連死は、災害後の持病の悪化や災害関連疾患を基盤として生じること

が多い。災害関連疾患とは、災害後のストレスや生活環境の悪化が誘因となって発症する疾患で、高血圧、虚血性心疾患、脳血管疾患、肺炎、出血性胃潰瘍、静脈血栓塞栓症などが挙げられる。高齢者・障がい者は、災害前から持病を保持していることや心身機能の低下を抱えており、災害によってそれらが悪化しやすいことに加えて、先の災害関連疾患も発症しやすいことが特徴である。

　災害時の支援にあっては、上記のような特徴を理解したうえで、運営スタッフだけでなく、災害支援に携わる保健医療福祉関係者の協力も得て、支援が必要な人を把握し（例：避難所マップの作成）、定期的な巡回や声かけなどにより体調悪化の早期発見と受診につなぐなど、災害関連疾患・災害関連死が発生しないようにしていくことが重要である。

● 高齢者・障がい者の生活不活発病（心身機能低下）と災害リハビリテーション

　避難所での生活が長引く中で、食事や排泄時以外に居住スペースから動くことがないなど、災害前の生活に比べて運動や活動の機会が少なくなる。特に高齢者や障がい者にとって避難所内は安全に移動できないことも多く、ますます活動が低下する傾向にある。このような活動機会の制限により生じる心身機能低下は、「生活不活発病」と呼ばれる。

　生活不活発病は「防げたはずの機能低下」とも称され、過酷な避難生活の中で日常生活が不活発となって「心身機能」が低下し、このような状態が続くことで持病の悪化や災害関連疾患の発症などの悪循環を招く。この悪循環の連鎖を断ち切るために、避難所における災害リハビリテーションが必要となる。

　災害リハビリテーション（以下、災害リハ）とは、要配慮者などの生活不活発病および災害関連死を防ぐために、リハビリテーション医学・医療の視点から関連専門職が組織的に支援を展開することで、早期自立生活の再建・復興を支援するすべての活動を指している[10]。災害時には、日本災害リハビリテーション支援協会（JRAT：Japan Disaster Rehabilitation Assistance Team）による避難所の定期巡回などにより、災害後の機能低下を防ぐ活動が行われている。しかし JRAT は常時避難所に配置されるわけではないため、災害リハの考え方を踏まえた、避難所内での取り組みが求められる[11]。

　災害急性期（災害救出・救助期、発災後 72 時間）には、要配慮者が避難する場所の環境整備として、例えば避難所内の段差の解消、簡易ベッド・椅子の

設置、車椅子や福祉用具の配備の準備などを行う。その後、避難してきた高齢者・障がい者の災害前からの身体機能障害への対応に加えて、持病（慢性疾患）の悪化、感染症、脱水症・熱中症、服薬の中断などに対応しながら、災害関連疾患など二次的な傷病・障害の発生を予防し、災害関連死に至らないような支援が求められる。またこの時期には、災害後にリハビリテーションが必要な要配慮者を抽出して、個別リハビリテーションの実施や、機能低下に応じた避難場所の選定などの災害リハ・トリアージも必要となる[12]。

● 高齢者・障がい者の特徴に合わせた支援
▨ 高齢者の支援
　災害時の避難所における高齢者への具体的な支援について、ここでは日本老年看護学会が発行している2つのツール「災害時の高齢者支援ガイド」「避難所における認知症高齢者のスクリーニング＆アセスメント」を紹介する[13]。
● 災害時の高齢者支援ガイド
　まずは高齢者の重要な健康課題である「持病の悪化と災害関連疾患の予防」について、高齢者への声のかけ方、災害関連疾患の兆候を見逃さないポイントと対処、服薬や受診などについて紹介している。次に高齢者が生活しやすい避難所内の環境作り、感染予防、生活支援（水分・食事、排泄、清潔、休息・睡眠）、そして活動性低下の予防のポイントと、認知症をもつ高齢者（認知症高齢者）も避難してくるため、本人と家族を含めた対応のポイントも提示している。
● 避難所における認知症高齢者のスクリーニング＆アセスメント
　避難所に認知症をもつ高齢者が避難してきた場合、災害支援に携わる保健医療福祉関係者でも対応に迷う場合が多いことから作成された。まずは簡単なファーストスクリーニングの後に、避難所生活適応アセスメントを行って、避難所生活が継続できるかどうかを確認する。次にそのアセスメント区分ごとに対応の留意点が示されているので、それを参考にして支援する。
▨ 障がい者の支援
　災害時の避難所における障がい者の支援については、障害の種別によって求められる内容が異なっていることから、ここでは、視覚障害、聴覚障害、肢体不自由、精神障害、内部障害・難病に焦点を絞り、支援のポイントを**表Ⅲ-2-4**に紹介する。

障害の種別	支援のポイント
視覚障害	・出入り口やトイレの位置などを確認し、なるべく移動の少ない場所で落ち着けるように配慮する ・生活に必要な場所などについては、口頭で説明するとともに、移動の際には誘導するようにする ・誘導する時は、腕・肩につかまってもらい、半歩ほど前を歩くようにする ・情報伝達の際には、音声情報を繰り返したり、指示語（あれ・これなど）を使わずに具体的な言葉を使って説明する ※重要な情報は状況に応じて音声データや点字で渡すようにする ・本人が自分で置いた物の場所を勝手に移動しない。移動する際には、本人と一緒に触って確認をしてもらうようにする
聴覚障害	・情報提供は音声ではなく、広報掲示板を活用したり、筆談など文字や絵図などを活用して伝えるようにする ・感染症対策でマスクをしている場合には、口の形による情報のキャッチが難しくなるため、特に配慮が必要である
肢体不自由	・できるだけ出入り口やトイレに近い場所を確保するなど、移動が少なくてすむようにする ・車椅子を利用している場合、通路を確保し、車椅子でも利用できるようにトイレの環境を整える ※避難所にユニバーサルトイレがない場合などは、本人と相談しながらポータブルの洋式トイレを準備するなど、できる限り工夫して支援する ・体温調整が困難な人には、優先的に毛布を配付するなどの配慮を行う
精神障害	・落ち着いた態度で接し、また現状についてできるだけ具体的にわかりやすく簡潔に説明して、不安を和らげるようにする ※大声や指示的な会話は避ける ※情報は1つずつ伝えるようにする ・DPAT（災害派遣精神医療チーム）に避難所の巡回診療を依頼する ・不安や動揺が激しいなど症状の悪化がみられた場合には、落ち着いて見守りながら、かかりつけ医や最寄りの医療機関に相談する
内部障害・難病	・外見からはわかりにくいことが多いので、個別に必要な支援を確認する ※ヘルプカードなど、緊急時の医療支援方法 ※必要な医薬品や補装具 ※食事、トイレ、衛生的環境などの必要な配慮 ・オストメイト（人工肛門、人工膀胱造設者）の場合は、ストマ用の装具の確認と調達を行い、交換ができる場所を確保する ・病状が悪化する場合や体調不良の訴えがあった場合は、すぐにかかりつけ医や医療機関、保健所、災害医療支援団体などに連絡して対応してもらう

● 感染症発症時の高齢者・障がい者への支援

　高齢者は既往症をもっていることが多く、感染症罹患に伴う病状の重症化を念頭に置いた対策が求められる。また障がい者に関しては、その特性に合わせて感染症予防支援を行うことが必要となる。しかし、避難所内で感染症が発生

した場合には、感染症全般の対応に追われて十分な支援ができないことが予想されるので、できるだけ速やかに個別対応が可能な病院、指定福祉避難所、宿泊療養施設などへ支援をつないでいくことが重要となる。

★ 引用文献

1) Sphere Association：スフィアハンドブック：人道憲章と人道支援における最低基準．日本語版：第4版．2019.
   <https://jqan.info/wpJQ/wp-content/uploads/2019/10/spherehandbook2018_jpn_web.pdf>
2) 内閣府（防災担当）：避難所運営ガイドライン．2016年4月．（2022年4月改訂.）
   <https://www.bousai.go.jp/taisaku/hinanjo/pdf/1604hinanjo_guideline.pdf>
3) 兵庫県企画県民部災害対策局災害対策課：新型コロナウイルス感染症に対応した避難所運営ガイドライン―感染症と災害からいのちと健康を守るために．令和2年6月版．2020.
   <https://web.pref.hyogo.lg.jp/kk42/documents/guideline020715.pdf>
4) 内閣府：新型コロナウイルス感染症対策に配慮した避難所開設・運営訓練ガイドライン：第3版．2021．p.16.　<https://www.bousai.go.jp/taisaku/pdf/corona_hinanjo03.pdf>
5) 東京都：避難所における新型コロナウイルス感染症対策ガイドライン：東京都避難所管理運営の指針別冊．2020.　<https://www.fukushihoken.metro.tokyo.lg.jp/joho/soshiki/syoushi/syoushi/hinanjo-guideline_COVID-19.files/honbun20200701.pdf>
6) 内閣府：避難に関する総合的対策の推進に関する実態調査結果報告書．2013.　<https://www.bousai.go.jp/kaigirep/houkokusho/hinan_taisaku/pdf/hinan_taisaku_houkokusyo.pdf>
7) 川上一郎：福祉避難所について．ノーマライゼーション：障害者の福祉．2017；37（9）：10-11.
8) 令和元年台風第19号等を踏まえた高齢者等の避難に関するサブワーキンググループ：令和元年台風第19号等を踏まえた高齢者等の避難のあり方について（最終とりまとめ）．2020.
   <https://www.bousai.go.jp/fusuigai/koreisubtyphoonworking/pdf/dai19gou/hinan_honbun.pdf>
9) 復興庁：東日本大震災における震災関連死の死者数：令和4年3月31日現在．令和4年6月30日公表．2022.
   <https://www.reconstruction.go.jp/topics/main-cat2/sub-cat2-6/20220630_kanrenshi.pdf>
10) 大規模災害リハビリテーション支援関連団体協議会編：災害リハビリテーション標準テキスト．医歯薬出版；2018．p.1-3.
11) 前掲10），p.61-70.
12) 近藤国嗣：災害リハビリテーションの実際．臨床リハ．2021；30（3）：235-244.
13) 日本老年看護学会災害支援検討委員会：「災害時の高齢者支援ガイド」・「避難所における認知症高齢者のスクリーニング＆アセスメント」．日本老年看護学会．2022.
   <http://rounenkango.com/>

★ 参考文献

• 法務省：新型コロナウイルス感染症に関連して―差別や偏見をなくしましょう．法務省ホームページ．<https://www.moj.go.jp/JINKEN/jinken02_00022.html>
• NHK：災害時 障害者のためのサイト．NHK福祉情報サイト ハートネット．NHKホームページ．<http://www6.nhk.or.jp/heart-net/special/saigai/index.html>

新型コロナウイルス感染症流行下での高齢者施設などにおけるクラスター対応支援活動

熊本赤十字病院・災害看護専門看護師
小林賢吾

▼

■ クラスター対応支援の始まり

2022 年 3 月当時において、新型コロナウイルス感染症（以下、新型コロナ）新規感染者数は全国的にみれば緩やかな減少が続いていたが、高齢者においては、高齢者施設などや医療機関における感染が継続していた（厚生労働省、2022）。そのような中、厚生労働省より「オミクロン株の特性を踏まえた保健・医療提供体制の対策徹底を踏まえた対応について」[1] が通知され、「在宅や高齢者施設で療養される方への医療支援の更なる強化について」の徹底が都道府県および指定・中核市に依頼された。

熊本赤十字病院の位置する熊本市においても、高齢者や高齢者施設などでの感染状況は同様に増加しており、熊本市および熊本市保健所は、高齢者施設などにおける感染対策などの医療支援が必要と考えていた。また当院においては、高齢者施設などからの救急搬送や新型コロナ陽性者の搬送が増加し病床が逼迫するという事態が生じていたため、高齢者施設などへの支援を模索していた。そこで、熊本市保健所から当院への協力依頼にて、高齢者施設などにおけるクラスター対応支援が開始された。

■ CSCATTT に基づいた活動

医師 1 名、看護師 1 名（筆者）、業務調整員 1 名の支援チームを編成し、支援施設に対して活動目標を立案し、CSCATTT[*] に沿った活動を行った。活動目標として、入居者の健康状態を維持するためには、普段のケア提供を継続することが必要であり、そのためには職員が感染しないことが重要で、かつ、それが感染拡

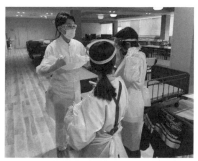 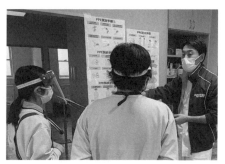

写真 1 • PPE 着脱指導　　　　**写真 2 • 感染管理教育**

大防止につながると考え、「①職員の感染予防と感染拡大防止」を掲げた。また、最終的には全入居者の感染予防を目指すが、優先順位は重症化ハイリスク入居者の感染予防とし、新型コロナによる死亡リスクを減らすことを考え、「②重症化ハイリスク入居者および全入居者の感染予防」という目標を掲げた。さらに、重症化ハイリスク入居者、要医療介入入居者のスクリーニングを行い、重篤な状態になる前に医療につなぐことを考慮し、「③ハイリスク入居者の早期医療介入」という 3 つの目標を掲げた。

　支援活動の CSCA（医療マネジメント）に関しては、感染者状況・感染管理状況調査、市保健師との具体的な対策と支援方法の検討や施設へのフィードバック、管理業務支援（感染者・重症化ハイリスク入居者のマッピング、個人防護具［PPE: Personal Protective Equipment］の在庫管理、入居者への提供サービスの整理）を行った。また、TTT（医療サポート）に関しては、感染管理の環境整備と教育、療養支援（スクリーニングや入居者・職員へのケア、抗体カクテル療法、医療提供体制の再構築や調整）を行った（**写真 1**、**写真 2**）。

■ 支援チームの介入意義

　現場に入って施設職員の感染対応状況や感染予防行動に関して聞き取りや観察を行ったことで、細かな感染管理の改善点や感染拡大の理由などを明らかにでき

---

*　　　CSCATTT とは、災害医療・看護を効果的に実践するための体系的なアプローチであり、Command & Control（指揮・調整）、Safety（安全）、Communication（情報共有）、Assessment（評価）、Triage（トリアージ）、Treatment（治療）、Transport（搬送）の頭文字を取った言葉である。また、CSCA を医療マネジメント、TTT を医療サポートとしている。

た。そのため、感染拡大防止の観点より、支援チームが施設を実際に訪問して活動をする意義は大いにあるといえる。また、施設職員は、自身の感染リスクに対する不安や家族への感染に対する恐怖を感じながら、感染管理に対する知識や対応能力不足を認識しつつ、試行錯誤しながら対応していた。数日間でも現場で相談対応を行う専門チームがいることは、適正な感染管理ができることは大前提として、施設職員の"心理的安全性"の確保につながった。このことは、施設職員からの「本当に来てくれて助かりました。誰に相談してよいかもわからないし、この対応で正しいかもわからないし。実際に施設に来てくれて、一緒に考えてくれて本当に助かりました」との言葉から判断できる。この言葉こそが、本支援活動の本質ではないだろうか。

　本支援活動では、職員の感染を防ぐことが一番重要とし、感染管理指導を行うことが最優先事項と考え活動した。支援チームがクラスター施設に介入することで感染拡大を防止でき、職員の感染がなければ施設はマンパワー不足に陥ることもなく、たとえ新型コロナ陽性の入居者がいても平時のサービスを提供することができ、入居者の健康状態を維持できる。一方で、支援チームの介入がなく感染コントロールができないと、職員の感染が拡大しマンパワー不足に陥り、陽性となる入居者も増加するため、職員個々の業務量の増加や入居者のケア度も上がり、平時のサービスは提供できなくなる。そうなると、新型コロナが直接的な因子による重症化ではなく、平時のサービスが提供できないことによる健康状態の増悪（誤嚥性肺炎や脱水など）が起こる。また、平時の医療介入スキームであるかかりつけ医もコロナ禍にて対応できず、より重症化した状態での医療介入となり、受け入れ病院の負担の増大やコロナ禍による防ぎ得た死につながる。このような観点からも、支援チームが介入する意義は大いにあるといえる。

■ 命と健康を守るための業務継続の重要性

　第6波での死亡者は、新型コロナが直接的な原因というよりも誤嚥性肺炎などが多いという報告[2]があるように、施設職員の感染に伴うマンパワー不足によって通常のケアが提供できずに入居者の健康状態が増悪していくという状況が、本活動中の実際の現場でも起こっていた。また、施設職員は入居者の健康状態の増悪を認識しているが、かかりつけ医が新型コロナに感染した入居者の往診に対応してくれずに状態が日に日に悪化し、入院となったり死亡する状況も発生していた。誤嚥性肺炎や脱水などは、普段のケアが提供できていれば防げたものであり、

コロナ禍における防ぎ得た死がここにある。そのため、施設職員には入居者の口腔ケアを継続して実施すること、食事量が低下している入居者やADLが低下している入居者は容体が急変するリスクが高いため、早めの相談を実施することなどを助言した。このような活動が功を奏し、体調不良の入居者を訪問看護サービスにつなぐことができ、点滴を数日間実施しただけで状態が改善するという事例があった。

　入居者の健康を維持するためには、上記のように、支援チームが介入し適切な感染管理を施設で実施すること、感染管理教育を行い職員が感染しないこと、感染拡大を防止すること、そうすることで入居者の感染を防止し、かつ、職員のマンパワー不足を防止し、平時のサービスをできる限り提供できるようにすることが重要である。クラスターが発生しても平時と同様なサービスを提供できるようにすること、入居者の健康を維持できるような優先度の高いサービスを継続して提供すること、かかりつけ医が対応困難な場合に平時のスキームを応用して医療介入につなげること——まさに災害時の業務継続計画の考え方と同様である。このような考えのもと、支援チームが感染管理と業務継続支援を行い、入居者と職員の命と健康、生活を守ることが重要である。

■ 施設に合わせたオーダーメイドな支援活動

　高齢者施設などは、医療施設ほどPPEが潤沢にあるわけではなく、感染管理の専門知識を有した職員がいるわけでもない。また、施設によって状況は異なり、筆者が活動した施設においても、各施設によってPPEの保有状況や感染管理体制、職員への感染管理教育は全く違うものであった。そのため、その施設の構造的状

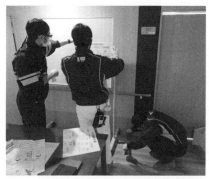

写真3 ● 高齢者施設における感染管理環境の整備

況に合わせたゾーニングやその施設にある物を用いた感染防護対策、施設の経済状況などを加味した新規物品購入などを、施設職員と現場で検討しながら実施した（写真3）。施設が支援チームの介入後に自分たちで感染管理を継続して実施していくためには、その施設の状況に合わせた持続可能性のあるオーダーメイドな感染管理の環境整備や感染管理教育を実施することが重要である。

■ "コロナ禍における防ぎ得た死" をゼロに

今回のような施設と地域の医療機関と行政が連携したクラスター対応支援を実施する前は、施設の感染管理における「自助」、地域の医療機関の支援チーム派遣などの「共助」、保健所等行政のクラスター対応支援の体制づくりなどの「公助」のそれぞれの機能および連携が不足していた。次なる波や新たな感染症の到来に向けて、それぞれの機能および連携を強化し、良好な地域包括ケアシステムのもと、コロナ禍における防ぎ得た死をなくすことが、我々保健医療福祉従事者には課せられている。

■ 感染症流行下での災害支援への応用

前述の高齢者施設などが経験した状況は、感染症流行下における災害時の避難所や福祉避難所で発生する可能性が高い。今回我々が実施したゾーニングや適正な感染防護具の使用・管理、感染者が発生した際の対応や留意事項の助言などは、災害時にも応用できる。そのため、避難所や福祉避難所においては、感染症流行下にも対応できるマニュアルを作成しておくべきである。また我々保健医療福祉チームは、これまでの支援内容のみならず、感染症にも対応できる装備を確保しておくとともに、能力を向上させておくべきである。

★ 引用文献

1) 厚生労働省：オミクロン株の特性を踏まえた保健・医療提供体制の対策徹底を踏まえた対応について（事務連絡）．令和4年3月18日．2022．厚生労働省ホームページ．
<https://www.mhlw.go.jp/content/000915746.pdf>
2) 第6波の「コロナ死者」，3割の死因がコロナ以外…高齢者の持病悪化や老衰目立つ．2022年3月15日．読売新聞オンライン．
<https://www.yomiuri.co.jp/national/20220314-OYT1T50264/>

Ⅲ-3

感染症流行下での災害時救急医療

山﨑達枝

　これまでに発生した地震や洪水などの自然災害発生後は、電気・ガス・水・交通などの生活に不可欠なライフライン（いのち綱）が寸断された。これらの寸断により感染の問題が発生しやすい環境下となる。例えば、きれいな水が途絶えることで、けがをした時に流水で洗浄するなどの応急処置ができないといった状況から発生する感染症問題が生じるのである。さらに飲料水の不足や食材の流通不足から食事摂取量が少なくなり、栄養面でのバランスが保てず、抵抗力・自己免疫力が低下し、感染症の発生リスクはさらに高くなる。

　災害での人的被害は、すべての人に降りかかる。医療従事者も当然被災者となり、正常な勤務体制で医療を行うことができず、その結果人材不足となり、少ない職員で傷病者に対処しなければならない。さらに、医療器具が限られ、電気・ガスの供給停止により医療器具の消毒ができなくなる。また医療機関に傷病者が一気に押し寄せ、その数が多すぎるため滅菌・消毒された医療器材が絶対的に不足となる。したがって、少ない医療器具を簡単な消毒で繰り返し使用しなければならない事態も起こり得る。薬品・資材の補給が不足し、また少ない医療従事者で多くの傷病者の術後管理をしなければならないため、十分な対応ができなくなり、合併症や感染症の増加にもつながる。

　上記の背景から、災害発生後には、さまざまな感染症が発生すると考えられる。災害サイクルでは発生直後の「超急性期」から「急性期」「亜急性期」「慢性期」と時間が流れる。「急性期」には、外傷による外科的感染症が比較的多く、時間の経過により呼吸器感染などの内科的な感染症疾患が多くなる。

　本項では、災害発生から1週間くらいまでの「急性期」の特徴として、①外傷が原因となる創部感染症、②粉塵曝露によって受ける呼吸器感染症、③避難所という人が密集する場に発生しやすい感染症、および④急性期に発生しやす

い疾患も含めて紹介する。

1 ……… 破傷風

　破傷風菌は、土の中や動物の腸内や糞便中に存在する嫌気性菌である。傷口から侵入して感染症を発症する。破傷風菌は、強力な神経毒素を産出し中枢神経をおかす。被災者やボランティアが泥かきなどの際に汚染したところで負傷したり、転倒した際に傷を負った部分から感染しやすい。また、動物にかまれたなどの訴えがある時にも、破傷風のリスクが考えられる。

● **潜伏期間**

　3 〜 21 日

● **症状**

　第 1 期〜第 4 期の 4 段階に分けられる。

第 1 期：開口障害、首筋の張り、寝汗、歯ぎしり、嚥下困難、排尿障害

第 2 期：痙笑・破傷風顔貌（顔の筋肉がいつも痙攣し、皮肉笑いをしているような顔を特徴とする）

第 3 期：後弓反張の症状が出現（毒素の影響が全身の筋肉に回り、その結果、後頭部と踵部しか床についていない弓を置いたような状態となる）

第 4 期：これまでにみられた症状が徐々に回復

　第 1 期から 3 期までの時間経過が短い（48 時間以内）ほど、経過は悪い。この時間をオンセットタイムという。

　外傷部位に侵入した芽胞は感染部位で発芽・増殖して毒素を産生し、その毒素は外傷部位付近に存在する末梢神経に吸収され、脳や脊髄（中枢神経）まで到達する。中枢神経に到達した毒素の毒性により、神経のコントロールが失われ、筋肉が収縮し続けて自分の意志では力を抜くことができない状態（筋痙攣）になる。

● **予防**

　外傷時は、まずはきれいな流水で洗い流し消毒することが基本であり、衛生

的に対処することが重要となる。破傷風は周囲に感染する心配はない。被災者が全身のふるえ（痙攣）や呼吸困難を訴えており、破傷風が疑われる場合は、生命の危険もあるので、医療機関に速やかに搬送することを優先する。

【事例】

2011年3月に発生した東日本大震災で、被災者のある女性が「うどんを食べようとしたら、うまく口が開かない。うどんが食べにくい。それに何だか熱っぽい」と言って受診された。医師からの質問に、「そう言えば長靴を履いて家の片づけをしていた時に、何か鋭いようなものを踏んだようで、足に刺さった。でも、大した傷ではない」と答えた女性の話から、医師は「破傷風」を疑った。そしてすぐに他県の救命センターにヘリ搬送を行った。女性は破傷風と診断されたが、一命を取りとめた。

● 破傷風ワクチンについて

1967年以前に生まれた人は3回の予防接種が必要である。1968年以降に生まれた人は、子どもの頃にワクチン接種を受けていることから、成人になるまでは免疫がある状態であるが、免疫効果は10年とされている。被災現場で活動する支援者は10年に一度ワクチンを接種し、追加免疫を獲得しておく。被災者にもワクチンについての十分な説明が必要となる。

2 ⋯⋯⋯蜂窩織炎

被災者から「避難所内で虫に刺され、その後かゆくてかいていたら皮膚が赤く腫れて、その部分に熱を感じるようになった。触ると痛い。押すと押した部分にヘコミができる」という訴えがあった時は、皮膚からの感染症として蜂窩織炎が疑われる（**写真Ⅲ-3-1**）

窪田は「人間の皮膚は細菌に対して非常に強いバリアを持っています。通常、細菌が皮膚に付着したからといって、簡単には感染しません。しかしこの強力な皮膚バリアが“何らかの理由”で破られてしまうと、そこから細菌が侵入して感染します」[1]と伝えている。

皮膚バリアが破られる原因として、次のことが挙げられる。

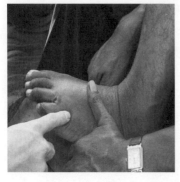

赤く腫れている部分を押すとヘコミができる
蜂窩織炎の疑いがあれば、支援者は自分だけで抱
え込まずに、医療につなぐことが重要

写真Ⅲ-3-1 ● 傷口からの感染・蜂窩織炎の疑い
（撮影：筆者）

- 虫刺されや擦り傷などの外的な損傷を負っている場合
- アトピーや湿疹のために皮膚が弱っている場合
- 伝染性膿痂疹（とびひ）や白癬（みずむし）などの感染症がもともと存在する場合

● 症状と対応

- 悪寒（さむさ）、戦慄（ふるえ）、関節痛、だるさ（倦怠感）など、全身症状が出現することがある。
- 汚い手でかかない。傷口を清潔に保ち、かゆい時も我慢をし、手洗いをしっかりする。爪を長く伸ばさない。
- 糖尿病などの疾患があると感染症が重症化する恐れがある。基礎疾患などを被災者に確認することを忘れてはならない。
- 蜂窩織炎は命にかかわる疾患である。表Ⅲ-3-1のような症状を認める時は一

表Ⅲ-3-1 ▪ 蜂窩織炎を疑い、病院受診をすすめるべき症状の例

- 発熱を伴う場合
- ぐったりとしてだるい様子など、全身症状が強くみられる場合
- 症状の変化が速い場合
- 基礎疾患などがあり、感染により重症化すると考えられる場合
- 経口薬や皮膚用薬（軟膏）で治療しても、なかなか状態の回復が見込めない場合
- 入院して安静にしたほうがよい場合

刻も早く病院受診をすすめる。しっかり清潔を保ち、すぐに治療することが重要である。蜂窩織炎は人から人に感染することはない。

3 ········ ガス壊疽

　ガス壊疽菌も破傷風と同様に土壌や動物の腸管内常在菌で嫌気性菌であり、土壌内では芽胞の状態で生息する。損傷を受けた傷口軟部組織からガス壊疽菌が侵入し感染することで筋肉が壊死状態となり、筋肉を中心にメタン・二酸化炭素などのガスが発生し、感染が全身に広がり中毒症状を発生する軟部組織感染症である。

● 潜伏期間
感染から 3 日以内、多くは 24 時間以内

● 症状
- 皮膚の下部にガスが溜まり、主に感染から 6 ～ 48 時間後に皮膚・筋肉壊死、傷の周囲では強い疼痛、赤い腫脹、創部からの滲出液、出血性滲出がみられる。
- 心拍数・呼吸数の増加、発熱、発汗、嘔吐がみられる。
- 悪臭：水疱や血液の混入の分泌物が多く、腐敗や溝のような臭いを伴う。
- 腫脹した部分を圧迫すると、「雪を踏んだような感覚」や、時にはそのような音が聞こえる。
- 病気の進行によって毒素や壊死物質が血中に混入することで、貧血、血尿、黄疸（肝障害）、ショック、腎不全が生じる。全身へ感染が広がると、敗血症、多臓器不全などを発症し、最後は死に至る致死性の感染症である。糖尿病、大腸がん、肝硬変など基礎疾患がある人は発症のリスクが高い。

● ケアのポイント
- 初期治療が重要である。まずきれいな水で創部の洗浄を十分に行う。損傷部位を開放し、酸素（空気）にさらす。
- 適切な治療の時期を見逃すと、外科的手術により患肢の切断が必要になるなど、生命にかかわる重篤な感染症である。したがって、発赤、腫脹、疼痛、

膿などの症状が発生した時には即刻病院受診をすすめるべきである。ワクチンはない。

- 汚泥を取り除く作業などをする時には、ガス壊疽菌に触る可能性が高く、ガス壊疽に感染する危険性がある。汚泥の中で作業を行う際は、けがなどをしないように十分な注意が必要である。

4 ········ 敗血症

● 定義

感染症に対する宿主防御反応の制御がうまくいかず、重要臓器の急性機能不全を併発した病態である[2]。

敗血症診療ガイドラインでは、敗血症とは感染症に起因し制御されない宿主防御反応に伴い急性臓器不全を呈する重篤な病態群を指す[3]。敗血症は病態であり、疾患ではない。敗血症患者は増加しており、脳卒中の搬送数の5倍、致死率は30%と紹介されている。

敗血症はすべての感染症に関連して生じることから、診療科や専門性を問わず遭遇する可能性があるコモンな病態である[3]。

● スクリーニング法

現場、搬送、救急外来など、感染症あるいは疑いのある傷病者に対して適用されるスクリーニング法として qSOFA スコア（quick Sequential Organ Failure Assessment score）がある。感染症を疑われる傷病者（被災者）に簡易3項目（①精神状態の変化〔意識〕、②収縮期血圧100mmHg未満、③呼吸数22回/分以上）の評価を行い、2項目以上が該当する場合は「敗血症」を疑う。

医療従事者として災害発生後にかかわることがあるかもしれない感染症と敗血症の関連性について理解しておくことは、とても重要である。

5 ········ 自然災害発生後の復旧作業中に気をつけるべき感染症

津波、台風、豪雨災害などのあとに浸水した地域では、ヘドロや汚水、土な

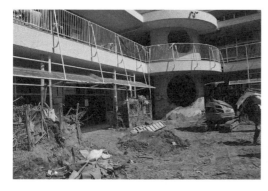

土砂の中に危険物が隠れている

**写真Ⅲ-3-2 ● 津波・台風・豪雨災害
後の土砂**

どが乾燥した土砂が風により舞い上がり、粉塵と化して大量に舞う中で、被災
者や復旧作業のボランティアは庭や家屋の片づけ作業を行う（**写真Ⅲ-3-2**）。こ
のような復旧作業では、土砂などに潜む細菌によって呼吸器感染症を起こすな
ど、健康面に支障をきたしやすい。被災者や復旧作業のボランティアは感染症
に注意すべきである。

● **気をつけるべき感染症**

- 土の中のレジオネラ菌で汚染されている粉塵を大量に吸い込むことで「塵肺」
  が発生する。塵肺は重症化する感染症である。
- 浸水後の床下は、仮に水が引いていたとしても衛生状況が悪いケースが多い
  ため、食中毒や下痢などの消化器系の感染症が起こりやすい。

● **対応**

　手洗いやうがいはもちろん、食品などの管理に十分に注意しなければならな
い。復旧作業をする人は、Ⅲ章7の「4支援活動を行う際の基本」（p.156）を
参考に、感染しないための装備を整えてほしい。

6 ⋯⋯⋯ 誤嚥性肺炎

　自宅が被災し、避難所生活を余儀なくされることに伴い起こりやすくなる疾
患として誤嚥性肺炎がある。その理由として、以下の点が挙げられる。

- 避難所のライフラインが途絶えると水の供給が遅れ、口腔内の清潔が保たれなくなる。
- 避難所の食事はおにぎりや菓子パンなどの炭水化物が多く、栄養のバランスが悪いため、自己免疫力が低下する。
- 慣れない避難所生活で睡眠不足になりやすい。
- 仕事や家庭での役割がなくなり、横になっていることが多い。
- 高齢者は特に、避難時に入れ歯を持ってこられなかったり、避難所の食事が硬くて摂食困難だったり、トイレが足りなかったり汚れているため使いたくなくて食事や水分を控えたりすることで、食事摂取量が不足し、低栄養や脱水症になり、免疫力も低下する。

● **症状（観察のポイント）**
- 発熱がある。
- 嚥下反射が弱く、咳込む。
- 特に高齢者の場合、痰の喀出が確認できないことが多い。気がついた時には肺炎になっていることがある。
- 食べ物がなかなか飲み込めずに、嚥下に時間がかかる。
- 元気がなく、何となくボーッとしている。など

【 **事例** 】

▒ **洗面所の使用について**

　2007年3月に発生した石川県能登半島地震後、避難所に避難した当時81歳の女性。避難後3日目にこの女性から「歯肉が痛くて腫れている。飲む水も十分にないのに入れ歯を洗いたいとは言えない」「洗面所には若い人たちがいるから、なかなか洗面所を使うことができない」という話を聞き、筆者は歯科衛生士の介入を依頼した。ちょうど給水車が来たので、歯科衛生士が入れ歯洗浄を行うと、女性から「地獄に仏」と感謝の言葉があった。支援者は、高齢者も遠慮なく洗面所を使えるように、使用場所や時間帯の順番を決めておくよう調整することが重要である。

■ 食事について

　2011年の東日本大震災では、被災から2カ月が経った5月の連休後でも、昼食がメロンパンであることに筆者は驚いた（**写真III-3-3**）。食事配給の列に並んでいる人はほとんどが高齢者であった。高齢者の口腔内の特徴とメロンパンの特徴を重ね合わせると、健康面に関して大変気がかりである。しかし、東北の地域特性かもしれないが、「食べ物をいただけるだけでもありがたいです」と高齢者の方々は強く語られていた。支援者は地元の方の気持ちを傷つけないように配慮しながら、食の改善につなげる必要がある。

　また、2016年の熊本地震時の避難所支援の際には、被災から5日目にフランスパンが提供された。これは高齢者だけではなく乳幼児にも適した食事ではない。支援者は誰もが食べやすいようにパンをカットするとか、やわらかくするなどの工夫をして、避難者の食事量が低下しないように配慮すべきである。

　食事摂取量の低下により自己免疫力は低下する。自己免疫力の低下により、感染リスクは上昇する。支援者は避難所のリーダーにこれらのことを伝え、食の専門家である栄養士の派遣を依頼するなど、避難者に適した食事を提供できるようにすべきである。

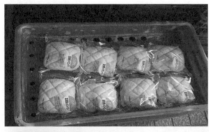

メロンパン1人1個の支給
476kcal＝ご飯2杯分？

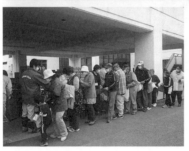

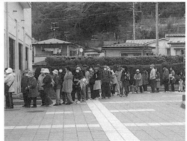

食料配給の列に並んでいるのは高齢者が多い
写真III-3-3 ● 東日本大震災から2カ月後の食事配給の様子（2011年5月9日）

- **ケアのポイント**
- 口腔内が汚染されていると、口腔内細菌の増加により誤嚥性肺炎のリスクが高くなる。口腔内を清潔に保つことで誤嚥性肺炎を60%防げるという報告もある。
- 高齢者は若い人に比べると唾液量の分泌が少なくなる。食事前に舌の体操（図Ⅲ-3-1）や唾液腺マッサージ（図Ⅲ-3-2）を行うことも大切である。可能ならば、わかりやすいイラスト入りの説明書きを避難所内に掲示し、支援者も一緒に行うようにするとよい。

唾液の分泌がよくなるので口の自浄作用が増し、口臭予防にも効果的

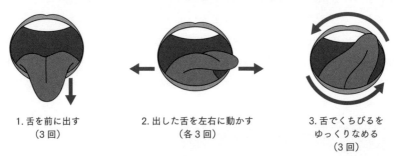

1. 舌を前に出す
（3回）

2. 出した舌を左右に動かす
（各3回）

3. 舌でくちびるを
ゆっくりなめる
（3回）

図Ⅲ-3-1 ● 舌の体操

ストレスでも唾液量は減少する。マッサージで唾液分泌を促すように声かけする

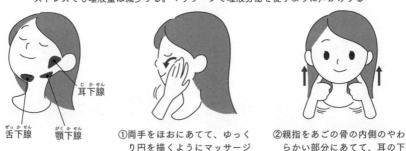

耳下腺

舌下腺　顎下腺

①両手をほおにあてて、ゆっくり円を描くようにマッサージする（前回し、後回し各5回）

②親指をあごの骨の内側のやわらかい部分にあてて、耳の下あたりから5カ所くらいを押す（各5回）

図Ⅲ-3-2 ● 唾液腺マッサージ
（図Ⅲ-3-1, 2 ともに公益財団法人8020推進財団：お口は万病の元―全身に影響を及ぼすお口の健康を考えよう（2021）．／歯とお口のケアからはじめる健康長寿（2017）．より改変．）

表III-3-2 ▪ 誤嚥性肺炎のリスクが高い疾患・症状

・脳血管疾患	・意識レベルの低下
・中枢神経系の変性疾患	・食道の通過障害
・認知症	・胃・食道の逆流
・嚥下反射の低下	・嘔吐

● 誤嚥性肺炎のリスクの高い疾患・症状

　誤嚥性肺炎のリスクが高い疾患・症状を表III-3-2に示す。これらの疾患や症状がある人には注意して観察することが重要である。

7 ……… トイレの汚れから考えられる感染症

　人間の生理で何よりも大切で重要なのが、水と排泄である。トイレが汚い・使いにくいと、人は水分と飲食を控える。トイレを我慢することで、免疫力の低下やあらゆる健康障害（脳梗塞、心疾患、脱水症、便秘、膀胱炎など）につながる。

　筆者は機会があるたびに、「トイレは排泄する場所だけでなく、命をつなぐ場所でもある」ことを伝えている。トイレが汚れていたり、手洗いが不十分になると、ノロウイルスなどによる感染症が蔓延することがある。

● 感染症対策

①トイレのこまめな清掃

　誰もがきれいなトイレを使いたいと願う。避難者が共有するトイレは、こまめな清掃により感染のリスクを下げることができる。感染拡大を防ぐためには、特に多くの人が触る便座、ペーパーホルダー、レバー、手すり、ドアノブなどを重点的に清掃することが重要である。

　なお、避難所などでは、女性が掃除を担当するのではなく、使用する人々が当番制でトイレ掃除をするようにすべきである。

②簡易トイレの設置依頼

　支援者は、簡易トイレが早く届くように、いくつ必要か（数）、どのようなトイレ（様式）が必要かなどの希望を避難所のリーダーに伝え、行政に依頼し

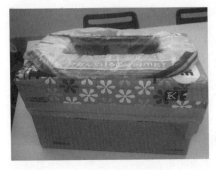

写真Ⅲ-3-4 ● 段ボールで作成した簡易トイレ

てもらう。

③ポータブルトイレの使用

　トイレが汚れていると、水分や食事を摂取しようとしない人が多くなる。トイレの数が少ない時は、段ボールのポータブルトイレ（**写真Ⅲ-3-4**）で代用する。支援者は作り方を覚え、練習しておくとよい。

8 ……… 脱水症から考えられる問題点

　脱水症は年齢や性別に関係なく誰にでも発生する。特に高齢者は感覚機能が低下し、のどが渇いたことに気がつかないことが多く、脱水症になりやすい。また、心不全の治療のために利尿薬を飲んでいる人、腎臓からブドウ糖を排泄する薬を飲んでいる人も脱水症になりやすい。脱水状態であっても本人は気づかないことがあるので、支援者など周りが気づいてあげることが命を守るためには大切になる。

　冬季にインフルエンザやノロウイルスに感染した時などは、下痢や嘔吐によって脱水症になりやすい。ウイルス感染による水分・電解質喪失に対して十分な対策が求められる。

● 脱水症の原因

①インフルエンザ

　高熱による大量の発汗を伴い、水分や電解質が失われる。

②頻尿などの排尿障害がある人、降圧薬を飲んでいる人

　降圧薬には利尿薬が含まれ、尿の排出を促して塩分を体外に排出するため、

　　　Ⅲ　感染症多発時代の災害支援の実際

脱水症の原因となる。血液が濃縮した状態になると、脳梗塞、心筋梗塞、膀胱炎、便秘、糖尿病（増悪）などの疾患につながる。血液中に含まれる脂肪が多くなると、"ドロドロ血"や高血糖の"ベトベト血"など血液の異常につながる。脱水状態になると血液をさらに濃縮させることになり、脳梗塞や心筋梗塞を引き起こしやすくなる。

③気温の変化

　気温の変化は血液の濃度に深く関係する。例えば夏のような気温が高い時は、暑さにより汗をかくことで水分や塩分などの電解質が失われ、血液が濃くなり、血管が詰まりやすくなる。

　逆に冬のような気温が低い時は、血管が収縮し血圧が上がりやすくなり、血液の粘度も上昇するため、血液中の水分が不足してドロドロの状態になる。脳梗塞や心筋梗塞のリスクが高まるといえる。気温が低い時などは水分摂取を控えることから脱水症になりやすい。血液の量が減り、血圧も低下するので、必要な栄養素が体に行き渡らなくなり、不要な老廃物を排泄する力が低下する。消化された食べ物の水分が腸内で多く吸収されるため、便秘症の誘因ともなる。

● **症状**

①口唇・口腔の中が乾燥する（手の甲の皮膚を少しつまんで放し、すぐに戻れば脱水の心配はない）。
②症状が進むと傾眠傾向が表れ、ボーッとしていることが多くなる。
③重症になると意識喪失や痙攣などが出現するようになる。

● **脱水を未然に防ぐ対応**

• 支援者は、避難者のトイレの回数やトイレの汚れをこまめにチェックする。
• 時間を決めて水分補給をするように声かけをする。
• 茶話会などを開催し、水分補給をする場をつくる。
• 急性期にはペットボトルの請求を多めに行うことも必要である。
• 体の機能調節に必要不可欠なミネラル「電解質」を補う。スポーツドリンクのような「経口補水液」は効果的である。

　なお、意識を失っていたり（意識消失）、ふるえ（痙攣）などが確認された時は、

速やかに救急搬送するようにする。

▦ 経口補水液（ORS：Oral Rehydration Solution）の作製

水1リットルに対して食塩3グラム（小さじ1杯は5グラム）、砂糖20〜40グラム（大さじ1杯は15グラム）を溶かす。水を飲むよりも小腸における水分の吸収が円滑に行われるため、主に下痢、嘔吐、発熱、発汗による脱水症状の治療に用いられる。加えて、水と一緒に塩飴や梅干しをなめるとよい。

9 …… 災害発生後に起こりやすい血栓性疾患（心筋梗塞、脳梗塞、静脈血栓塞栓症）

被災者が「胸がとても痛い」と激痛を訴えている時、支援者としてどのような病気を想定する必要があるだろうか。

● 観察のポイント

- 頚部や左肩から胸（心窩部）にかけて激烈な痛みを訴えている場合や呼吸困難を訴えている時は、病院受診をすすめる。
- 手指などに冷感があったり、爪や唇が紫色になっている時は、末梢循環不全が考えられる。より重症になると、急性心筋梗塞、大動脈瘤、肺塞栓症、胸膜炎などを疑うことも視野に入れる。
- 胸痛に加えて胃痛、悪心・嘔吐などの消化器症状の訴えがある時は、急性胃炎やストレスによる胃潰瘍などが考えられる。基礎疾患のある糖尿病患者の場合は、急性心筋梗塞も考えられる。

上記はすべて重篤な状態であることから、これらの訴えがあったり症状がみられたら、支援者は避難所のリーダーに連絡し、すぐに最寄りの病院に救急搬送すべきである。

10 …… 避難所での感染対策

避難所は劣悪な生活環境であることや、集団生活により、ウイルス感染症の蔓延や特定の感染症が流行することがある。阪神・淡路大震災では、インフルエンザ関連の感染から肺炎による死亡者が最も多かった。東日本大震災では、

表III-3-3 ■ 避難所向けの感染予防のための8ヵ条（vol.1-1）

可能な限り守っていただきたいこと

1. 食事は可能な限り加熱したものをとるようにしましょう

2. 安心して飲める水だけを飲用とし、きれいなコップで飲みましょう

3. ごはんの前、トイレの後には手を洗いましょう（水やアルコール手指消毒薬で洗ってください）

4. おむつは所定の場所に捨てて、よく手を洗いましょう

症状があるときは

5. 咳が出るときには、周りに飛ばさないようにクチを手でおおいましょう（マスクがあるときはマスクをつけてください）

6. 熱っぽい、のどが痛い、咳、けが、嘔吐、下痢などがあるとき、特にまわりに同じような症状が増えているときには、医師や看護師、代表の方に相談してください

7. 熱や咳が出ている人、介護する人はなるべくマスクをしてください

8. 次の症状がある場合には、肺炎の可能性があるかもしれません。早めに医療機関での受診ができるように、医師や看護師、代表の方に相談してください

   • 咳がひどいとき、黄色い痰が多くなっている場合

   • 息苦しい場合、呼吸が荒い場合

   • ぐったりしている、顔色が悪い場合

※特に子供やお年寄りでは症状が現れにくいことがありますので、まわりの人から見て何かいつもと様子が違う場合には連絡してください。

（東北感染症危機管理ネットワーク：避難所向けの感染予防のための8ヵ条.
災害時感染症対策ホットライン（一般の方用）.）

ノロウイルス感染症やインフルエンザが流行した。

　日本感染症学会は避難所における感染対策マニュアルを策定しており、避難場所での「感染予防のための8ヵ条」[4]として、**表III-3-3**に示す8点を挙げている。感染症を予防するために、手洗い、咳エチケットなどを心がけ、症状がみられたら早めに病院への受診をすすめるべきである。

11 ┈┈┈ その他

- 余震の際に外に出ようとして布団の隅につまずき転倒するなど、高齢者（特に女性）には大腿部転子骨折が多い。高齢になると転倒時にとっさに手が出ないといわれ、顔で受けて顔面を強打しやすい。また、一般的に転倒時に手をつくため手首の骨折が多い。高齢者はささいなことでもつまずきやすくなるので、支援者はできるだけ動きやすい安全な環境を整備すべきである。

- 被災によりこれまでの仕事ができなくなるなど、本来の役割がなくなることから横になっていることが多くなり、筋力が低下する。また食事のバランスも悪くなるため抵抗力も弱まり、新たな病気やけがにつながる。支援者は、避難所にある物品を利用して、最低限の応急手当などができるとよい。応急手当や出血時の止血などに対応する際は、感染予防に十分に気を配る。

- 支援者が親切に何でもやってあげることは、被災者にとって決してよいことではない。依存性が生まれ、筋力の低下にもつながる。特に高齢者の場合は時間がかかるかもしれないが、できることは本人に行ってもらい、支援者はその人がけがをしないように見守ることが大切である。

★ 引用文献

1) 窪田満：内科学 第 10 版について．内科学：第 10 版．朝倉書店；2013.
2) Singer M et al. : The Third International Consensus Definitions for Sepsis and Septic Shock (Sepsis-3)．JAMA. 2016；315（8）：801-810.
3) 日本集中治療学会・日本救急医学会合同作成：日本版敗血症ガイドライン 2020．日本集中医療学会誌．2021；28（Suppl.）.
4) 東北感染症危機管理ネットワーク：避難所向けの感染予防のための 8 ヵ条．災害時感染症対策ホットライン（一般の方用）.
    <http://www.tohoku-icnet.ac/shinsai/images/pdf/yobou8.pdf>

★ 参考文献

- NPO 法人災害看護支援機構：With コロナの被災者援助マニュアル．NPO 法人災害看護支援機構；2022.
- 賀来満夫：感染症 TODAY．ラジオ NIKKEI．2018 年 12 月 19 日放送.
- 榛沢和彦：災害と肺塞栓症（静脈血栓塞栓症）：災害時の循環器疾患対応．HEARTS SELECTION4. 心臓．2014；46（5）：569-573.

Ⅲ-4
感染症流行下での仮設住宅入居者・在宅被災者・復興住宅入居者への支援

藤室玲治

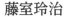

　本項では、災害被災地において避難所がほぼ解消され、復興に向かう慢性期および平穏期における、仮設住宅入居者・在宅被災者・復興住宅入居者への支援について述べる。医療的には慢性疾患への対応や、心理的なケアが引き続き必要な時期で、また、被災者の孤立や災害孤独死を防ぐためのケアが必要になる。

　そのため、被災により失われた人々のつながりを再生し、新しい環境への適応を促進するためのコミュニティ支援が重要になる。新型コロナウイルス感染症（以下、新型コロナ）の流行は、人々が集まり、新たなつながりをつくることを困難にするが、しかしそのような状況下でも感染予防を行いながら支援を続けている事例も紹介していきたい。

1 ……… 仮設住宅入居者への支援

● 仮設住宅のタイプと課題
▒ 仮設住宅とは何か
　災害救助法での正式名称は「応急仮設住宅」であるが、本稿では支援現場や報道でよく使われる表現に合わせ、単に「仮設住宅」と呼ぶ。

　仮設住宅には、災害後に建設する「建設型応急住宅」（建設型仮設住宅、応急建設住宅などと呼ばれることもある）と、既存の公営住宅・民間住宅などを活用する「賃貸型応急住宅」（みなし仮設住宅、借上げ型仮設住宅、応急賃貸住宅などと呼ばれることもある）の2種類がある。

　仮設住宅の入居期限は、建設型応急住宅では建設から2年間とされる。また賃貸型応急住宅についても同様の期限が設定される。

ただしこの入居期限は、復興のための事業の進捗などにより延長されること
もある。例えば、阪神・淡路大震災の被災地では最長で約5年間、仮設住宅が
存続した。東日本大震災の被災地では10年を経てもなお、仮設住宅は解消し
ていない。

建設型応急住宅については、プレハブで供給されることが多く、これは「プ
レハブ型仮設住宅」とも呼ばれる。しかし、大規模な自然災害の場合は、コン
テナハウスや簡易な木造住宅が建設型応急住宅として提供される場合もある。

▒ 建設型応急住宅（建設型仮設住宅）の課題

建設型応急住宅のうち、プレハブで供給されるものの課題として、断熱性・
気密性の低さが挙げられる。寒冷地に建設される場合には断熱材などが使用さ
れるので、問題は多少改善されるが、気密性が増すに伴い、結露の問題や、そ
れによるカビの発生などの問題が生じる。

また、壁の薄さから隣から生活音が聞こえてくるのを妨げにくい。さらに、
床板も隣室に振動を伝えやすい場合が多くある。このため、隣の入居者とのト
ラブルや入居者のストレス発生の原因になる。

用地確保の事情により、元の居住地から遠く離れた立地に仮設住宅が建設さ
れる場合も多く、その場合は、住民が復興についての意見交換などを行うこと
が難しくなり、その後の地域社会の再建にマイナスの影響を与える。また既存
の人間関係から孤立することにより、特に高齢者は心身の状態が悪化し、生活
不活発病になったり、認知症が進行したりする場合もある。

このようなことを防ぐため、仮設住宅が被災地から離れた立地になる場合は、
既存の集落単位で入居してもらうなどの工夫が行われることが望ましい。

▒ 賃貸型応急住宅（みなし仮設住宅）の課題

賃貸型応急住宅は、東日本大震災で大規模に導入された。2016年に発生し
た熊本地震においても活用されている。既存の住宅ストックを活用し、短期間
に供給できるというメリットがある。

入居者にとっても、建設型応急住宅に比べて居住性が高い住宅に暮らせるこ
とがメリットとなる。

一方で、賃貸型応急住宅への入居は分散して行われるため、入居者が孤立し
てしまいがちになるというデメリットがある。仮設住宅で受けられるような災
害ボランティア（以下、ボランティア）による物資提供や炊き出し、イベント

などの支援が受けられないことも多い。

● 仮設住宅支援の目的

　仮設住宅での支援の目的は、以下の4つである。

①一人暮らしの入居者を孤独死（災害孤独死）させない。

②入居者の生活不活発によるフレイルを予防する。

③入居者が新たなつながりを得られ、生きがいを感じられるコミュニティ形成をはかる。

④入居者の生活再建の課題を把握し、その解決につながる支援や窓口につなげる。

　建設型応急住宅では、入居は抽選になるため、入居者は別々の地域の出身になることも多い。そのため、上記の①〜③の目的を達成するには、住民同士が顔見知りとなり、新たな住宅になじめるように、集会所でのサロン活動などを行うことが効果的である。このような活動については、その取り組みが入居者の生きがいになるように、支援者やボランティアが何もかも準備してしまうのではなく、入居者にも運営を手伝ってもらい、いずれは入居者自身がサロン活動やサークル活動に主体的に取り組み、支援者やボランティアがそれを手伝う側に回ることができるように導くことが大切である。

　しかし、仮設住宅からは比較的元気な人・若い人が先に退去し、何らかの困難を抱えた人・高齢の人が残る傾向がある。そのため、仮設住宅入居者自身による自治活動には限界がある。「生きがい」のための自治活動が、入居者にとって過度な負担になってしまうこともある。

　阪神・淡路大震災における孤独死の分析により、仮設住宅入居者が減少すると、入居者数に対する孤独死者数が増加することが報告されており[1]、このことから仮設住宅に取り残された入居者が孤独死するリスクが高くなることが示唆されている。

　そこで、仮設住宅周辺の近隣地域や「地域支え合いセンター」などとも連携して、近隣住民やボランティア、専門職などによる仮設住宅への支援活動を、最後まで途切れずに継続することも重要になってくる。

　また、サロン活動にはなじめず参加しない、あるいは健康上などの理由により来られない入居者には、戸別訪問などで様子を見守りながら定期的に話を聞

き、その人の課題を把握しつつ、孤立を防ぐことも重要である。

　加えて、サロン活動や戸別訪問で聞いた話の内容や、支援者の対応などを記録に残すことも重要である。そうした記録の積み重ねにより、入居者がどのような課題を抱えているのかを分析・評価することが可能になる。そこから目的④に挙げる課題解決につながる支援や窓口を入居者に紹介したり、また他の支援者（保健師、福祉職、NPO やボランティア団体）と連携して課題解決を試みることができるようになる。

● 仮設住宅入居者を支援するための取り組み

　仮設住宅入居者の支援のために、以下のような取り組みを行う。

▓ 集会所・談話室などの設置

　建設型応急住宅では、建築戸数が概ね 50 戸以上の団地には集会所が設置される。[*1] それより戸数が少ない場合でも、集会所よりも床面積は狭くなるが談話室などが設置されることがある。建設戸数が少ない仮設住宅団地の場合は、集会所も談話室も設置されないことがあるが、空き部屋を活用して談話室とするケースもある。

　集会所や談話室は、入居者の集会などに利用するための施設であり、入居者による自治活動や、支援者による支援活動の拠点となる。入居者の孤立を防ぎ、新たなコミュニティを形成するためのサークル活動やサロン活動が行われる場として活用することが望ましい。

▓ 公的な巡回・訪問やコミュニティ形成の支援

　阪神・淡路大震災の際には、地域型仮設住宅（現在の福祉仮設住宅に相当）にライフサポートアドバイザー（生活支援員、LSA）などを配置して入居者の見守りが行われた。

　東日本大震災の際には、建設型応急住宅や賃貸型応急住宅等に生活する高齢者などへの安心した生活を支援するためのサービス拠点（サポート拠点）が設置され、高齢者等の入居者に対する巡回・訪問、コミュニティ形成のための地域交流サロンなどが行われた。こうした巡回・訪問を実施する訪問支援員（名称は、LSA、相談支援専門員など、さまざま）は緊急雇用創出事業で雇用された、元は他職種で働いていた地元の人（自分自身が被災している場合もある）であることも多く、対人支援職ではない地元住民の大量雇用に伴う援助相談の力量

不足や対人援助ストレス、不安な雇用環境などの課題があったとされる。^{*2}

2016年の熊本地震以降は、市町村社会福祉協議会などが運営する「地域支え合いセンター」が設立され、「生活支援相談員」などを配置して、建設型・賃貸型応急住宅に住む被災者、在宅の被災者などを巡回・訪問し、また集会所でのサロン活動などのコミュニティ形成支援が行われている。

▓ 災害ボランティアやNPOなどによる支援

仮設住宅に対するボランティアや特定非営利活動法人（NPO法人）などによる支援活動も、阪神・淡路大震災以降、多くの被災地で取り組まれている。阪神・淡路大震災の際には、LSAが配置される地域型仮設住宅以外の一般の仮設住宅においては、ボランティアによる見守りなどの活動が展開された[2]。また、炊き出しや支援物資の配布などのほか、傾聴活動や足湯ボランティア、お茶会や体操、手芸・工作教室などのサロン活動、紙芝居や絵本の読み聞かせ、交通弱者への移動支援、看護職による血圧測定や健康相談、弁護士や建築家などの専門家による生活再建に関する相談活動など、多様な活動がボランティアやNPOにより取り組まれてきた。

しかしながら、このような支援は建設型応急住宅に集中し、賃貸型応急住宅や在宅被災者に対してはボランティアやNPOなどの民間の支援が届かないことが多くあり、課題となっている。

▓ 賃貸型応急住宅での支援

賃貸型応急住宅も、支援の目的は建設型応急住宅と同じだが、集会所など入居者が集まるために利用できる場所が得られないこともあり、サロン活動ではなく、戸別訪問が主なアプローチ方法になることが多い。

入居者に地域の集会所等に集まってもらってサロン活動などを開催することもあるが、人が集まらないことも多い。その場合も一度であきらめずに繰り返し開催する。また、被災者同士で声をかけ合い参加をうながしてもらうなど、宣伝方法を工夫する。

---

* 1　「災害救助法による救助の程度、方法及び期間並びに実費弁償の基準」（平成25年10月1日, 内閣府告示第228号）による。
* 2　例えば、本多康生：仮設住宅の被災者を支える—東日本大震災における生活支援員の活動を事例として. 福岡大学人文論叢. 2017；49（1）：21-46. など。

仮設住宅での戸別訪問活動のポイント

建設型応急住宅であっても、賃貸型応急住宅であっても、入居者を戸別訪問して声かけをすることが支援活動の基本になる。黒田が阪神・淡路大震災の仮設住宅での戸別訪問活動の際に気をつけていたポイントを**表Ⅲ-4-1**に示す[3]。この戸別訪問活動のポイントは、在宅被災者支援や復興住宅支援においても有効である。

また、訪問時は、相手の話を「聴く」(アクティブリスニング)ことが大切となる。支援者が会話の主導権を取るのではなく、会話を相手のペースにゆだねて、聞き役になることが大切である。

保健師やその他の職種との連携

仮設住宅における日々の訪問活動やサロン活動で、入居者にうつ病やアルコール依存症、認知症などの課題を把握した場合は、地域支え合いセンターや保健所、地域包括支援センターなどに連絡を取り、孤独化および症状の悪化防止のために必要な支援につなげることができるように手配する。また、支援活動で得た情報をそれらの機関に提供するため、定期的なミーティングを開催する必要がある。

仮設住宅支援を行う過程では、生活保護者(入居者が生活保護を受けている場合)のケースワーカーや、警察(認知症の人の徘徊への対応など)、消防(救急対応、鍵のかかった部屋の中で倒れている恐れがある場合の対応など)とも連携が必要になる場合がある。

表Ⅲ-4-1 ▪ 戸別訪問活動で気をつけるポイント

- 訪問時「こんにちは」と言ってから、住居内から出てくるのにどれくらいの時間がかかったか
- 戸の開け方(戸の開きの大小、戸を開ける時の目の方向はどちらを見たか)
- 声のはりはどうだったか
- 台所は汚れていたか(全く使っていない場合は、食事を食べていないか、買ったものだけ食べている可能性がある)
- ゴミ箱の中はどうか(同じ空箱がいくつもある場合は、栄養状態が疑わしい)
- 食器棚を見た時に茶碗の移動があるか

(小原真理子, 他：被災者への援助マニュアル. 災害看護支援機構；2009. p.52.)

● コロナ禍における仮設住宅支援

新型コロナへの感染リスクがある状況では、特に高齢であったり、基礎疾患がある被災者は、居室に引きこもりがちになり、通常よりもより一層、孤立してしまうリスクが高い。そのため、コロナ禍にみまわれた被災地の仮設住宅では、屋外での体操や散歩などの取り組みが行われており、屋外でのイベントなども実施されている。

また、外部ボランティアの訪問がなくなり、刺激がなくなるのを防ぐため、オンラインで外部ボランティアと仮設住宅入居者が話をする「オンラインサロン」の取り組みもある。高齢者にとっては、モニター越しで会話をするという経験自体が珍しく、楽しみながら長い時間、話し込む人もいる。[*3]

戸別訪問も、マスクとフェイスシールドを着用して、玄関先で距離を置きながら会話するなど、感染症対策を行いながら実施されている。しかしながら、コロナ禍により訪問されることを拒否する入居者もいて、支援が困難になるケースもある。

新型コロナのリスクをどの程度ととらえるかは、年齢や基礎疾患の有無、支援内容との比較考量など、入居者ごとに考えが異なる場合が多く、支援の受け入れを巡って意見の対立が生じてしまうこともある。そのため、支援者は、どのような支援を、どのようなタイミングで行うかを慎重に判断していく必要がある。

2 ⸺ 在宅被災者への支援

● 在宅被災者とはどのような人々か

災害で家を失い、避難所などで生活している人がいる一方で、被災の影響を受けながら、さまざまな理由で避難所に入れず、自宅で生活している被災者がいる。こうした被災者を「在宅被災者」[4)] と呼ぶ。在宅被災者は「在宅避難者」「自宅避難者」といわれることもある。

阪神・淡路大震災の際にもこのような被災者はいたが、在宅被災者に支援が行き届かないことに注目されるようになったのは東日本大震災からである。そのため、2013 年 6 月に災害対策基本法が改正され、「避難所以外の場所に滞在する被災者についての配慮」として、「災害応急対策責任者は、やむを得ない理由により避難所に滞在することができない被災者に対しても、必要な生活関連物資の配布、保健医療サービスの提供、情報の提供その他これらの者の生活環境の整備に必要な措置を講ずるよう努めなければならない」とする第 86 条の 7 が新設された。しかし、その後の熊本地震や豪雨災害でも、東日本大震災と同様の在宅被災者の問題が指摘され続けている。

　在宅被災者は表Ⅲ-4-2 に示すようなさまざまな理由によって生じる。

● 在宅被災者の課題

　災害救助法に基づく公的な支援であれ、NPO やボランティアによる民間の支援であれ、避難所に避難していたり、仮設住宅に入居している被災者に提供される場合が多く、在宅被災者が支援から漏れてしまうことが多い。救援物資などが得られないこともある。

　また、生活や復興についてさまざまな情報（生活施設の復旧情報や、復興のために利用できる制度、公的支援や民間の支援に関する情報）が、避難所に比べて得にくい場合もある。近隣住民が被災により避難している状況であれば、近隣の支え合いの関係も失うことになる。

　余震や、さらなる災害の発生により、住宅が再び被災してしまう可能性もある。東日本大震災の被災地では、震災後に発生した水害や地震などで多重被災してしまうケースもみられた[5]。

　津波や水害の場合、在宅被災者は浸水を免れた自宅の 2 階部分など、劣悪な住環境で生活しているケースも多く、そのような住宅での生活が長期化すると、健康面での問題を抱えてしまう。

● 在宅被災者を支援するための物資や取り組み

▒ 在宅被災者への支援物資の配付

　阪神・淡路大震災の際には、個人宅やテント（公園や自宅の敷地にテントなどを張って生活するケース。熊本地震の被災地にも存在した）が、被災者や支

表Ⅲ-4-2 ▫ 在宅被災者が生じる主な理由

- 避難所が満員で避難所に入れなかった
- 避難所に入れたものの、「家が残った人は戻るべき」という避難所の雰囲気から自宅に戻らざるを得なくなった
- 高齢者や障がい者、要介護者、ペットなどを抱えていることから、自宅に留まらざるを得なかった
- 避難所が自宅から遠いので、家の片づけのために被災した自宅で寝泊まりしている
- 盗難が心配で自宅で寝泊まりしている
- 避難所が解消されたが、仮設住宅には入居できず（判定された自宅の損壊程度が入居条件に至らなかった、自宅を応急修理する制度を利用して入居資格を失った、など）、損壊した自宅に戻った

援者の訴えにより避難所として認定され、物資などが支給されたケースがあった。

　大規模な災害の場合は、学校や公共施設などを活用した公的避難所だけでは避難所が足りなくなるため、さまざまな場所が避難所になる。地域住民や支援者がそのことを理解し、新たな避難所を設営したり発見した場合は、役所などに届けて避難所指定してもらうことが重要である。東日本大震災の際にも、在宅被災者を、在宅のままで避難所指定し、避難所にいるものとみなして支援物資が配付されるケースがあった。

　なお、現在では、災害対策基本法第86条の7により、在宅被災者への支援は災害応急対策責任者（知事や市町村長等）の責任と定められているので、在宅被災者に必要な支援が届いていなければ、被災者や支援者から支援を要請するとよい。

避難所と在宅被災者の関係

　避難所は、そこに避難している人だけではなく、周辺の在宅被災者にも支援（物資、サービス、情報）を行う拠点として機能することが大切である。支援の偏りが発生すると「避難所にばかり支援が集まる」と在宅被災者の不満が高まり、その後の近隣関係や復興の取り組みにも悪い影響が出てしまうことがある。

　また、研究から、災害関連死の多くは在宅で発生していることが明らかにな

り、避難所生活が困難な高齢者や障がい者は最初から、あるいは急性期が過ぎると在宅での避難生活に移行し、そこで関連死している可能性が示唆されている[6]。このような災害関連死を防ぐためにも、避難所が訪問などにより周囲の在宅被災者の支援を行うことが重要になる。

なお、避難所が周辺の在宅被災者の対応拠点となる必要性は、すでに国の避難所運営ガイドラインにも記載されている[7]。避難所で支援活動を行う際は、その周辺の在宅被災者の存在に配慮して取り組むことが大切である。

▒ 在宅被災者への支援活動

被災地での支援活動では、避難所や仮設住宅に加えて、在宅被災者も含めた「地域全体」を支援するような取り組みが重要である。そのためには、在宅被災者の状況を把握する取り組みが、まず必要になる。

支援者同士で連携して、人手を集め、大勢で地区を分担して戸別訪問を行い、聞き取った内容を記録して評価し、地図に落として実態を把握するローラー調査のような取り組みが、状況の把握に有効である。ただし一度の訪問では、実際の困りごとを把握するのは難しく、繰り返し訪問して信頼関係を構築することも重要となる。

被災世帯への定期的な配食サービスの提供などを通して、在宅被災者の実態を把握する場合もある[*4]。また泥出しや家屋整理などのボランティアが住民から聞いた話を集め、状況を把握することも大切である。

各世帯の状況を把握したあとは、その状況に適した支援活動を行う。例えば、**表III-4-3**に示すような支援が想定される。また単に、悩みを聞いたり、話し相手になったりすることも、相手の孤立感を癒やす大事な活動になり得る。

● コロナ禍における在宅被災者支援

コロナ禍においては、仮設住宅と同様、在宅被災者も引きこもりがちとなり、孤立のリスクが高まることが懸念される。炊き出しや片づけ、相談活動などの支援も困難となり、外部の支援者やボランティアの訪問も難しくなり、マンパワーも不足する。

しかし、コロナ禍の被災地でも、地元の支援者などが感染症対策を徹底しながら訪問を続け、在宅被災者の信頼を獲得し、支援を実施している例が、熊本で起きた令和2（2020）年7月豪雨災害の水害被災地などでもみられる。コロ

表Ⅲ-4-3 ■ 在宅被災者への支援の例

- 煮炊きや買い物ができず食事に困っている被災者に、炊き出しや配食サービスの提供を行う
- 片づけなどに困っている場合は、それを手伝うボランティアを紹介する
- 健康上の問題があれば、看護職などによる相談活動を行い、必要な支援や専門家につなげるフォローアップを行う
- 家屋の修理などに困っている場合は、技術を有するボランティアに応急処置を依頼したり、建築士に損害の評価や修理方法について相談したり、弁護士などに公的支援からの修理費用の捻出について相談したりする

ナ禍では、在宅被災者の孤立を防ぐ取り組みはさらに重要となるため、被災者に信頼されやすい地元の支援者やボランティアが、工夫しながら取り組みを継続することが重要である。

3 ········ 復興住宅などの恒久住宅へ移行した被災者への支援

● 慢性期から平穏期への支援活動

災害救助法に基づく避難所や仮設住宅から出て、復興住宅や補修ないし自力再建した自宅、または賃貸住宅などに被災者が移ったステージを、災害サイクルでは平穏期と呼ぶ。

災害救助法による救助の適用が終わった段階であり、慢性期(仮設住宅入居期間)から平穏期に移った被災者は、生活再建を果たしたとみなされ、周囲から自立を促されるが、依然として支援が必要な課題を抱えていることも多くある。

ここでは、こうした平穏期に移行した被災者への支援について、主に復興住宅での支援を例に述べる。

---

* 4 　例えば、2019 年 8 月の豪雨水害被災地の佐賀県武雄市で設立された「おもやいボランティアセンター」では、被災世帯への配食サービスなどを通じて、在宅被災者の状況などを把握していた。

● 復興住宅の課題

　復興住宅とは、災害時に提供される公営住宅であり、公営住宅法第8条および第10条に国の補助の特例が定められている。公営住宅であるので、災害公営住宅または復興公営住宅と呼ばれる場合もある。[*5] 仮設住宅よりははるかに優れた住宅であるが、阪神・淡路大震災において、また東日本大震災においても、復興住宅での災害孤独死の発生が続いている。その原因はなんだろうか。

　まず、慢性期が長期に及ぶ大規模災害では、平穏期に移行するまでに年月を要する。被災者のライフステージによっては、災害発生時の年齢に比べて、自立がより困難な年齢に達していることもある。自宅の修理、あるいは再建ではなく、復興住宅への入居を選択した被災者には、特にそのような高齢の入居者が多い傾向がある。高齢ではなくても、障害をもっていたり、失業している世帯もある。単身世帯も多い傾向にあり、孤立のリスクが高い入居者が多くいる。

　また、仮設住宅からの転居による環境の変化に適応しがたい被災者もいる。仙台市では復興住宅に転居して3年ほど経った被災者が、以前住んでいた仮設住宅の集会所前で首を吊って自殺した事例が報告されている。自殺した被災者は生前、生活支援相談員との会話の中で「仮設（住宅）の頃は楽しかった」「取り壊されている仮設（住宅）を見届けたい」と言っていたという[8]。

　阪神・淡路大震災では、大規模で高層の住宅が復興住宅として整備された。東日本大震災においても、そのような構造をもつ復興住宅は多い。このような構造が、入居者の孤立を深めたとも指摘される。[*6]

　このように、①孤立のリスクが高い入居者が多い、②元の居住地から避難所、仮設住宅と何度も人間関係をリセットされてしまっている、③大規模・高層の構造、という3つの要因により、復興住宅では孤独死が発生しやすくなっていると考えられる。

● 復興住宅入居者への支援活動

　災害サイクルのとらえ方では、仮設住宅は慢性期に対応し、復興住宅は平穏期に対応する。また法制度としても、仮設住宅は災害救助法に基づき、復興住宅は公営住宅法に基づく。このような違いから、復興住宅入居者には自立が促され、仮設住宅で得られていたような支援が得られなくなることも多い。特に入居直後は、これまでと異なった住環境への適応が必要な時期であり、支援者

や、復興住宅の立地地域に従前から住んでいる住民などによる支援が行われる必要がある。できれば、入居前の仮設住宅などとの断絶を埋める、なるべく継続した支援が行われることが望ましい。

　復興住宅での支援活動の目的は以下の4つである。最初の3つは、仮設住宅での支援活動の目的と同じである。

①一人暮らしの入居者を孤独死させない。

②入居者の生活不活発によるフレイルを予防する。

③入居者が新たなつながりを得られ、生きがいを感じられるコミュニティ形成をはかる。

④入居者が復興住宅で住み続けられるよう生活上の課題を把握し、その解決につながる支援や窓口につなげる。

　④に対する取り組みとして、集会所などでのサロン活動やサークル活動は有効である。ただし、復興住宅では集会所などの水道光熱費が（仮設住宅とは異なり）住民負担となるので、この負担増を嫌って、集会所を利用することに反対する入居者が出てくることがある。この場合、話し合いなどで活動の必要性を理解してもらいながら、住民の負担のないように活動資金などの調達を工夫する必要がある。

　また、戸別訪問による見守り活動も大切である。外観から入居者の生活の様子が察しやすかった仮設住宅に比べて、部屋に入らない限り生活状況が把握しにくい復興住宅では、戸別訪問はより一層重要になる。

　多職種との連携も仮設住宅と同様に必要である。また復興住宅の立地に従前から住んでいる住民のコミュニティがある場合、そこで開催される行事やイベントなどに復興住宅住民の参加を促すことで、復興住宅が地域の従前の住民コミュニティから孤立しないように心がける。

＊5　　一般に、災害公営住宅と復興公営住宅は同じ意味であることが多いが、福島県では、地震・津波の被災者に対して市町村が供給する「災害公営住宅」と、原発災害被災者に対して県が供給する「復興公営住宅」とを区別して呼称している。（福島県土木部：復興公営住宅整備記録―原子力災害による避難者の生活再建に向けて．2018.）

＊6　　復興住宅の高層階ほど、孤独死した者が発見されるまでの経過時間が長いとの研究がある。（田中正人：「災害孤独死」とはなにか．復興．2014；6（3）：68.）

● コロナ禍での復興住宅支援

　新型コロナの感染リスクがある状況では、支援活動を行うことは困難になる。東日本大震災の被災地の復興住宅でも、住民自身や支援者、ボランティアによって担われたきたさまざまな活動が行えなくなっており、入居者の孤立のリスクを高めることが懸念されている。

　屋外での活動を増やす、参加者を時間で制限して入れ替えるなど、感染症対策に留意しながら、さまざまな活動を途絶えることなく継続していくことが重要である。岩手県で復興住宅支援をしているある支援者は「コロナ禍で、大勢集まるイベントなどができなくなり、戸別訪問や小規模なイベントに切り替えた。考えようによっては、一人ひとりの入居者とじっくり向き合う時間がもてるようになった」と述べていた。コロナ禍でも、あきらめずに可能なことに取り組むことの大切さが表現されていると思う。

★ 引用文献

1)　田中正人：「災害孤独死」とはなにか．復興．2014；6（3）：67.
2)　黒田裕子：災害支援ボランティア─避難所・仮設住宅・復興住宅の体験を通じて．災害福祉とは何か─生活支援体制の構築に向けて（西尾祐吾，他編著）．ミネルヴァ書房；2010．p.143．など
3)　小原真理子，他：被災者への援助マニュアル．災害看護支援機構；2009．p.52.
4)　津久井進：災害ケースマネジメント◎ガイドブック．合同出版；2020．p.10-11.
5)　NHK：多重被災と被災者支援 誰も取り残さないために．明日を守るナビ．2022年9月22日放送．<https://www.nhk.or.jp/ashitanavi/article/9185.html.>
6)　上田耕蔵：災害関連死を減らす医療・福祉の役割．復興．2014；6（1）：12.
7)　内閣府（防災担当）：避難所運営ガイドライン．2016．p.28.
8)　北川進：宮城県の生活支援相談活動 これまでとこれから─私たちが目指す地域の姿とは．避難者生活支援・相談センターホームページ．<http://pref-f-svc.org/archives/12183>

令和2年7月豪雨災害での 被災地における支援活動

熊本県人吉市でのコロナ禍の支援活動を通して

元・熊本学園大学社会福祉学部・社福災害学生ボランティアグループ代表

山北翔大

▼

■ 支援活動の始まりと家屋復旧作業

2020年から新型コロナウイルス感染症（以下、新型コロナ）との共存生活が始まった中、コロナ禍で初めての大規模災害が私の故郷を襲った。2020年7月3〜4日にかけて線状降水帯の長時間にわたる停滞により、7月の約1カ月分の雨が1日で降るという記録的な大雨となり、日本三大急流の1つである球磨川流域の河川が氾濫し、甚大な被害を受けた。私は発災2日後の7月6日に本学の高林秀明教授と人吉市へ向かった。道中雨は続き、道が冠水している地域が見受けられた。約4時間半を経て人吉市内に入り、人吉市最大の避難所であった人吉市スポーツパレスへ向かい支援物資を搬入した。

その後、地域生活支援センターを訪問し、被災当時の様子や現状、障がいをお持ちの利用者の現状を聞き、7月11日から同センターの復旧作業を皮切りに作業系の支援を開始した。私たちは引き続き地域生活支援センターと連携を取り、障がいをお持ちの人や高齢者など外部にSOSを出すことが難しいため、復旧作業が遅れている利用者の支援に入った。中には、愛玩動物看護師の協力を受け、猫の多頭飼育の状況改善と飼育環境整備をも行うなど、被災前からのニーズにも対応してきたケースもあった。

8月14日に訪問した球磨川沿いのAさん宅は、被災後1カ月以上経過しているにもかかわらず手つかずの状態であり、早急に片づけや泥かきなどの支援に入った。この世帯は家族全員が病気や障がいを抱えていることに加え、災害ボランティアセンター（以下、災害VC）にも二度依頼をしたが連絡がなかったということがわかった。これはコロナ禍のボランティア不足に加え、災害VCの運営

スタッフ不足からの結果だと推察する。Aさんは当初自宅の解体を考えておられたが、次第に片づいていく光景を見てリフォームによる再建を希望されるようになった。

　猫の多頭飼育とAさんの2例ともに共通するのが在宅被災者であることだ。避難所では支援物資や情報が取得できるが在宅被災者には行き渡らず、日常生活の不便さに加え、復旧作業の遅れからくる疲労や大きなストレスを抱えていることを感じた。

　作業系ボランティアと同時並行で、私たちは"野菜スープ"（**写真1**）を持って地域を回り、つながりの輪を広げた。単に野菜スープを提供するだけでなく、私たちが自ら被災者のニーズを聞き取り次の活動へつなぐ役割を果たすとともに、被災者の話を傾聴する時間にもなった。被災された方々は被災後の作業をはじめさまざまなことに追われて、胸の内にあるものを吐き出すことができない状況で、私たち学生が少しでも心の負担軽減になればと、聴き手となり傾聴を継続した。この野菜スープは私たちと被災者とをつなぐツールとなった。

■ ハード面からソフト面の支援へ
▷ 建設型仮設住宅の完成と戸別訪問活動

　人吉市内には計13の木造の仮設団地（380戸）が建設され、2020年8月22日から人吉城跡仮設団地（**写真2**）を皮切りに入居が始まった。私たちは9月の復旧作業をはじめとしたハード面のニーズが少し落ち着いたタイミングで、野菜スープを持ちながら建設型仮設住宅（建設型応急住宅）の戸別訪問を開始した。約2カ月の避難生活から仮の住まいへと移った被災者からは、心身ともに疲労困憊している様子が第一にうかがえた。長期の避難生活の影響により健康状態の悪

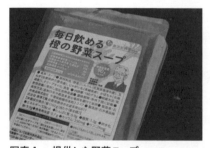

写真1 ● 提供した野菜スープ
（撮影：高林秀明教授）

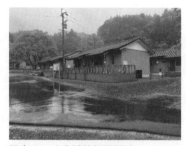

写真2 ● 人吉城跡仮設団地

化や高齢者の認知機能低下もみられた。被災者の話に耳を傾けると、「夜、眠ることができない」「○○校区から来たのは私たちだけで、話し相手もいない」「さびしい」など、今後の仮設住宅住まいの心配に加え、生活再建についての不安や悩みを抱える住民ばかりであった。私たちは訪問を通し、個々のニーズに加えて、仮設団地内はバラバラ状態であり、コミュニティ形成のニーズが大いにあることを強く実感した。

▷ 建設型仮設住宅の交流会を地域住民とともに

　私たちは戸別訪問活動と並行して、建設型仮設住宅の交流会について模索した。

　人吉市の 16 戸以上の建設型仮設住宅では集会所（みんなの家）も建設されたが、施錠されたまま利用されておらず、交流会の企画を市の担当部署へと持ちかけたが前向きな回答を得ることはできなかった。その理由として、集会所利用のガイドラインが決まっていないなどが挙げられたが、根底には新型コロナ感染拡大の懸念もあったと感じる。私個人も不安があったのは事実である。新型コロナ感染者を出さずに交流のニーズに応じるため、最大限の工夫や取り組みを試行錯誤した。その中で交流会実施の相談をしていた人吉市社会福祉協議会の職員からの紹介で、校区社会福祉協議会（以下、校区社協）の会長とつながることができた。「仮設団地内での交流会を企画しており、交流会を校区社協との共催で開催できないか」と相談を持ちかけたところ快く引き受けてくださり、大きな一歩を踏み出すことができた。

　私たちは万全な感染対策・予防の体制を整え、10 月 13 日に梢山グラウンド仮設団地（33 戸）で第 1 回目の"つながるカフェ"（写真 3）を開催した。集会所が利用できないこともあり、私たちはタープを張り机と椅子を用意し、屋外での交流会というスタイルをとった。この形態をとることで開かれた空間により 3 密状態を防ぐことができた。また、参加者全員の体温測定・健康観察や手指の消毒、次亜塩素酸ナトリウム消毒液による備品の消毒など最大限の新型コロナ対策を実施した。つながるカフェには校区社協の役員も参加され、活動をともにした。つながるカフェに参加した被災者は、各々の被災当時の様子を語り合い共感し合う雰囲気に包まれていた。入居後約 1 カ月経ってからの交流会であったが、カフェの中で再会を果たす光景も見受けられた。

　その後は週 1 回ほど仮設団地を回り、つながるカフェを継続した。継続する一方、季節が変わり寒さが厳しくなり屋外での交流会も限界が見え始めた 12 月に

集会所利用のガイドラインが作成され、私たちとしても念願の屋内でのつながる
カフェを実施することができた。事前に人吉市社会福祉協議会へ活動申請書を提
出し許可を得て、活動後に報告書を提出するという手続きも新たに設けられた。

　回数を重ね仮設住民との信頼関係を築き、日頃の悩みや相談を受けるようにも
なった。仮設団地の部屋は自動給湯器やリモコン式の室内灯などのハイテク化の
反面、高齢者にとっては不便な部分が多々あり、日常生活上の相談も多かった。
こうして私たちが実施した"つながるカフェ"はコミュニティ形成と強化に加え、
被災者の相談への対応と各種機関との連携、情報提供を行い、次の支援への橋渡
しの役割も果たしていた。しかし、現在、仮設団地の予定表を見ると、社会福祉
協議会の行う月2回ほどの交流事業や住民の自主的なラジオ体操などがあるのみ
で、ボランティアによる活動はほとんど行われていないのが現状である。

▷ みなし仮設住宅での交流会

　私たちが在宅被災者や建設型仮設住宅と並んで懸念していたのが、みなし仮設
住宅（賃貸型応急住宅）利用者の生活状態である。「物も情報も、何時も入って
こない。耳にするのは○○仮設住宅では物資の配布会や交流会があったというこ
とばかり。見捨てられている気分」と私のSNSに悲痛の訴えが届いた。みなし
仮設住宅は民間賃貸住宅を地方公共団体が借り上げるため、私たち支援者もみな
し仮設住宅利用者とつながりにくい。そこで私たちは熊本市内のNPOや生協な
ど6団体とともに、みなし仮設住宅利用者の交流イベント"つながる広場"（**写
真4**）を企画し、2021年4月と7月の2回、人吉市内のコミュニティセンターを
会場に開催した。つながる広場の中では炊き出しや交流スペース、弁護士会や専

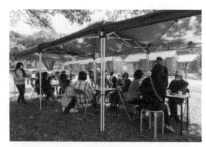

写真3 ● つながるカフェ
（撮影：熊本学園大学広報室）

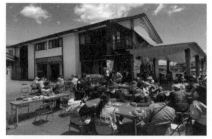

**写真4 ● みなし仮設住宅利用者の交流イベン
ト "つながる広場"**

門 NPO などによる各種相談ブースなどを設け、住民同士がつながるとともに、支援者とつながる機会となった。

■ コロナ禍の被災地支援

　振り返ると、私たちは多岐にわたる活動を行ってきたと思える。私自身、熊本豪雨から 2 年以上が経ち、被災者が忘れ去られているような感覚を何度も覚えた。被災地支援を行う者として被災地や被災者の現状と課題を外へ伝える役割があると思い、多くの機会をいただき、自分なりの言葉で伝えてきた。

　新型コロナの影響は被災者にも支援者にも多数の壁を与えた。私の一番の学びは、「できないからやらないのではなく、どうしたらできるかを模索する」ことである。コロナ禍の支援活動では、できないことばかりではなく、工夫をすればさまざまなことができることを実感した。また、私たちは県外の多くの方々から後方支援をしていただいた。これも、現地に行かなくても支援活動に携われる 1 つの手段であると感じる。私は可能な限り故郷の復興に伴走し、故郷の未来を見つめながら被災者一人ひとりに寄り添っていきたい（**写真 5**）。

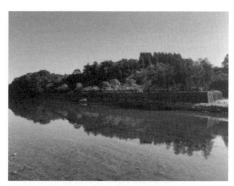

写真 5 ● 発災半年後の美しい球磨川

Ⅲ-5

家庭内での感染症予防と発生時の対応の指導

小原眞理子

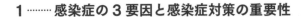

1 ········ 感染症の 3 要因と感染症対策の重要性

　私たちの身のまわりには常に、目には見えないウイルスや細菌などの病原体がたくさん存在している。図Ⅲ-5-1 に主なウイルス感染症の流行時期を示した。ウイルスによって流行時期が異なるため、年間を通じた感染対策が必要である。

　感染症は図Ⅲ-5-2 に示すように、病原体（感染源）・感染経路・宿主（ヒト）の 3 要因がすべて揃って初めて成立するため、病原体の排除、感染経路の遮断、宿主の抵抗力の向上などを正しくコントロールできれば、要因成立を阻止することができる。しかし感染経路ひとつとっても、くしゃみや咳とともに排出された病原体が鼻や口から感染する「飛沫感染」（空気感染）や、汚染された物に触って感染する「接触感染」などのさまざまな感染経路があり、宿主の抵抗力、環境の特性によっても感染症の発生に個別性が出てくる。

　災害発生時にはライフラインの停止により、生活用水、トイレ、ゴミ、汚泥

	4月	5月	6月	7月	8月	9月	10月	11月	12月	1月	2月	3月
ノロウイルス感染症									ピーク			
インフルエンザ									ピーク			
ヘルパンギーナ			ピーク									
手足口病			ピーク									
ロタウイルス感染症											ピーク	
咽頭結膜熱（プール熱）				ピーク								

出典：厚生労働省，NIID 国立感染症研究所

図Ⅲ-5-1 ⊙ 主なウイルス感染症の流行時期
（知っておきたい！家庭の感染と予防，SARAYA ホームページ，より改変）

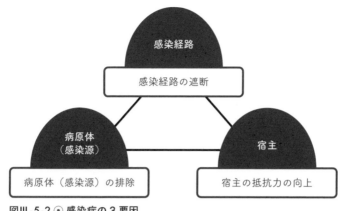

図Ⅲ-5-2 ⊙ 感染症の3要因

（厚生労働省：感染対策の基礎知識 1. 厚生労働省ホームページ.）

などに関する家庭での生活環境が悪化し、種々の感染症が発生しやすく、家庭内感染のリスクが高くなる。支援者は新型コロナウイルス感染症（以下、新型コロナ）を含めて被災住民に感染予防対策の知識の普及や啓発をすることが求められる。被災地で支援活動に従事する支援者は、日頃から感染防止に対する知識や技術を取得しておくことが必要である。

2 ⋯⋯⋯ 新型コロナウイルス感染症による家庭内感染の増加

2022年、新型コロナの感染拡大に伴い、家庭内での感染が増えてきた。家庭内では家族と同居の時間が長いため、感染しやすくなる。家庭内感染の予防策として挙げられるのが、感染者の隔離である。しかし、部屋数が限られていたり、感染者が子どもの場合、隔離は事実上困難である。また新型コロナ以外にも、季節性インフルエンザやノロウイルス感染症など気をつけたい感染症が存在する。新型コロナが落ち着いたあとも、健康に過ごすための知識を取得することが必要である。そこで以降では、感染対策の基本を踏まえながら、家庭内感染を防ぐ方法を示す。

3 ⋯⋯⋯ 家庭内感染対策

身近な感染対策でまず考えたいのは、玄関で手洗いや手指消毒をすることに

より、ウイルスや細菌を家庭内に持ち込まないことである。玄関から移動する際は、手指からスイッチ、ドアノブ、蛇口などにウイルスや細菌が付着しやすい。帰宅したらすぐに玄関で、しっかりと手指を殺菌・消毒することが重要である。

　感染が疑われる人が家庭にいる場合の感染予防のポイントと、家庭内で"普段から"注意すべき感染予防のポイントについて以下に示す。

▓「感染が疑われる人」が家庭にいる場合の感染予防のポイント

- 部屋を分け、個室にする。本人は極力部屋から出ないようにする。
- 世話はできるだけ限られた人（極力1人）が担当する。
- 持病のある人や免疫力の低下した人、妊婦などは極力本人にかかわらない。
- 全員がマスクを着け、使用したマスクはほかの部屋に持ち込まない。
- 使用したマスクの表面には触れずに廃棄し、マスクを外したら必ず石けんで手洗いを行う。

▓家庭内で"普段から"注意すべき感染予防のポイント

- 定期的に手洗い、手指消毒、うがいをする。
- 定期的に換気を行う。
- 手で触れる共有部分を消毒する。
- 汚れたシーツや衣服をこまめに洗濯し、しっかりと乾かす。
- ゴミは密閉して捨てる。

4……… 新型コロナウイルス感染症が疑われる被災者に対する支援

【事例】

　対象者：50歳代、男性。仮設住宅を訪問時、38.5度の発熱があり、倦怠感と味覚が落ちているなどの訴えがあった。この男性が介護をしている同居の母親は80歳代で、訪問時はデイケアに行っており不在だった。

Q1：本人や母親にどのような対応が必要か。

A1：以下の対応を行う。

①保健所への連絡・確認

　まず本人とともに、電話で保健所に相談をする。保健所からの問い合わせ事

項に、記録用紙を用いて報告を行う。保健所の指示（PCR 検査の実施、入院か在宅療養か、母親との同居をどうするかなど）を踏まえ、今後の生活について確認する。

②母親が通所中のデイケアへの連絡

　本人から連絡してもらう。帰宅はデイケアの通所バスでの送りを依頼する。

③他の家族などへの連絡

　母親のデイケア通所は、中止になる可能性が高いため、母親を介護できる家族がいないか確認し、いれば本人から連絡をとってもらう。介護者が決定したら、同居が可能か、または通いでの介護になるかを確認する。デイケアにも介護者が誰になるのかなどの情報を伝え、施設としての対応を確認する。

④家庭内同居の場合の注意事項の説明

　前述の『「感染が疑われる人」が家庭にいる場合の感染予防のポイント』を参照。

⑤緊急性の高い症状の観察

　表Ⅲ-5-1 に示した「緊急性の高い症状」を参考に観察する。

表Ⅲ-5-1 ▣ 緊急性の高い症状

表情・外見	・顔色が明らかに悪い　※ ・唇が紫色になっている ・いつもと違う、様子がおかしい　※
息苦しさなど	・息が荒くなった（呼吸数が多くなった） ・急に息苦しくなった ・生活をしていて少し動くと息苦しい ・胸の痛みがある ・横になれない。座らないと息ができない ・肩で息をしている ・突然（2時間以内を目安）ゼーゼーしはじめた
意識障害など	・ぼんやりしている（反応が弱い）　※ ・もうろうとしている（返事がない）　※ ・脈がとぶ、脈のリズムが乱れる感じがする

※は家族などが見て判断した場合

（厚生労働省：新型コロナウイルス感染症の軽症者等に係る自宅療養の実施に関する留意事項（第5版）. p.13. 令和2年5月1日（令和3年2月12日改訂）. 2020.）

▒ 緊急性の高い「13の症状」

　厚生労働省は当初、軽症の患者や症状のない人について、宿泊施設や自宅で療養してもらう方針を示していたが、埼玉県で自宅療養中の男性が死亡したことなどを受けて、宿泊施設での療養を基本とする方針に変更した。ただし、家庭の事情などにより自宅で療養する患者の場合、容体が急変する可能性もあることから、緊急性の高い症状のリスト（**表Ⅲ-5-1**）を公表し、このリストで緊急性の有無をセルフチェックすることを推奨している。このリストでは緊急性の高い症状の例として、表情や外見では「顔色が明らかに悪い」「唇が紫色になっている」、また、息苦しさの状態としては「胸の痛みがある」「横になれない。座らないと息ができない」「肩で息をしている」など、合わせて13の項目を挙げている。そして、「これらの項目を患者や家族が原則1日2回確認し、該当する項目が1つでもあれば自治体の連絡・相談窓口、宿泊施設であれば配置されている看護師などにただちに連絡すること」としている。

　オミクロン株は軽症者の割合が多いとされているが、国内外で亡くなったケースも報告され、感染者が増えると重症化する人も増えるとみられている。厚生労働省は、「自宅療養の際には治療薬の投与や健康観察などができる体制を確保することにしているが、重症化の兆候を見逃さず、適切な医療につなぐことが重要となる。療養中に重症化の兆しがあれば、すぐに必要な医療機関につなぐことが重要である。特に夜間や週末になると相談が難しくなるケースも考えられるので、かかりつけの医師や保健所の医師など、誰が主治医として健康観察やケアにあたるのか、相談できる窓口、それに医療機関ごとの役割を明確にしておくことが求められる」と述べている[1]。

Q2：本人および母親、介護者の症状をどのように把握するか。また、自治会長への報告はどうするか。

A2：以下の対応を行う。

① 保健所からの説明を踏まえ、各人のバイタルサインの測定値、およびだるさ・咳・痰・息切れ・味覚や嗅覚の異常など、気になる症状を把握し、記録用紙に記載するとともに、保健所へ報告することを説明する。

② 体温計、パルスオキシメーターは各人で専有化することを説明する。

③ 本人および家族のプライバシーを守るため、自治会長には伝えないが、その後の仮設住宅の状況を確認する。

Q3：入院決定までの本人と母親、介護者への同居生活上の注意事項は？

A3：「新型コロナウイルスの感染が疑われる人がいる場合の家庭内での注意事項」(**表Ⅲ-5-2**)を参考に、以下のことを実施する。

①感染が疑われる本人と母親の接触を避け、可能な限り部屋を分ける

- 部屋を分ける（換気のよい個室がよい）。
- 難しい場合は、少なくとも 2m 以上の距離を保つ工夫をする。

②看病する人を決める

- 可能な限り 1 人に決める。
- 心臓・肺・腎臓の持病や糖尿病がある人、免疫力が低下している人、乳幼児育児中の人、妊婦以外の健康な人が望ましい。

③全員がマスクを着用する。マスクの取り扱いに注意する

- 使用したマスクは、ほかの部屋に持ち出さない。
- マスクの表面に触れない。ゴムをつまんで外し、廃棄する。
- 外した後は、よく手洗いをする。
- マスクがないときの咳やくしゃみは、ティッシュペーパーなどで口と鼻を覆う。

④こまめに手を洗う

- ウイルスのついた手で目・鼻・口などを触らない。
- 世話をする前後で、手を洗う。

表Ⅲ-5-2 ▣ 新型コロナウイルスの感染が疑われる人がいる場合の家庭内での注意事項

1. 感染者と他の同居者の部屋を可能な限り分ける
2. 感染者の世話をする人は、できるだけ限られた方（一人が望ましい）にする
3. できるだけ全員がマスクを使用する
4. 小まめにうがい・手洗いをする
5. 日中はできるだけ換気をする。
6. 取っ手、ノブなどの共用する部分を消毒する
7. 汚れたリネン、衣服を洗濯する
8. ゴミは密閉して捨てる

(日本環境感染学会：新型コロナウイルスの感染が疑われる人がいる場合の家庭内での注意事項.
2020 年 2 月 28 日．日本環境感染学会ホームページ.)

⑤換気をする

- 定期的に各部屋の窓を開けて換気をする。

⑥手で触れる共用部分を消毒する

- ドアノブなどよく触れる共有部分は、希釈した市販の塩素系漂白剤で拭いた後、水拭きをする（アルコールで拭いても可）。
- トイレや洗面所は、家庭用洗剤で洗浄し、家庭用消毒剤でこまめに消毒する。

⑦食器などの専有化

- タオル、食器、箸、スプーンなどは共有しない。
- 感染が疑われる家族の使用した物を分けて洗う必要はない。
- 食器、箸、スプーンなどは家庭用の食器洗い洗剤の使用でよい。

⑧リネン・衣服の洗濯

- リネン、衣類は家庭用洗濯洗剤の使用でよい。
- 体液や便で汚れた衣服、リネンを扱う場合は、手袋とマスクを使用し、便からの感染に注意する。
- 家庭用洗濯洗剤を使用し、洗濯機で洗濯後、完全に乾かす。

⑨ゴミは密閉して捨てる

- 感染者が出したゴミは、ビニール袋などに入れ、しっかり縛って密閉して捨てる。
- 廃棄後によく手洗いをする。

Q4：新型コロナの感染者を看病する家族に配慮することは？

A4：家族が心配なことを話しやすい雰囲気になるように配慮する。「ご家族が心配されるのは当然です」と伝える。新型コロナは治療薬がまだないことやウイルスについて十分に解明されていないこともあり、不安や恐れから偏見が生じやすい。支援者と家族が互いに理解し納得するには限界があるが、相互に信頼を保てるようにすることが大切である。家族とよくコミュニケーションを取り、家族が何を不安に思っているのか、心配しているのかを汲み取って、理解が得られるように伝えていくことが重要である。

　また、居住地の行政が自宅以外の宿泊に対する補助など何らかの対応をしている場合は、その情報も踏まえて、どのような方法をとると安心につながるのか、よく話し合うことが必要である。

A5：応急仮設住宅（以下、仮設住宅）に移ると生活環境が変わるが、手洗い、換気、距離、マスクの着用などの基本的な感染対策を継続することが重要である。また、仮設住宅周囲に集会所が設置されることが多いが、集会所利用時は3密を避けるなどの新しい生活様式を徹底して取り入れていく必要がある。

　感染拡大防止のためボランティアの減少や、外出・イベントの自粛などにより仮設住宅住民同士の交流の機会が減り、孤立のリスクが高まる。情報誌などを作成し情報提供することは、地域の状況や人の動きなどを知る手がかりとなる。地域の感染状況が落ち着いてきたら、3密を避けた花壇作りのような活動を取り入れるなど、コミュニティ促進の取り組みが望まれる。

5 ……… 自宅・ホテルで療養する際の必要物品

● 新型コロナウイルス感染症の重症度分類とパルスオキシメーター

　新型コロナの重症度は基本的に血中の酸素飽和度（SpO_2）によって判定される。96％以上が「軽症」、93％超〜96％未満が「中等症I（息切れ、肺炎所見があるが呼吸不全はない）」、93％以下が「中等症II（呼吸不全があり、酸素投与が必要）」に分類され、「重症」は酸素飽和度だけではなく、人工呼吸器が必要か、またはICUで高度な治療が必要な場合である。酸素飽和度が96％を下回らなければ、高熱であっても「軽症」に分類される。血中の酸素飽和度はパルスオキシメーター（**写真Ⅲ-5-1**）という医療機器で測定が可能である。

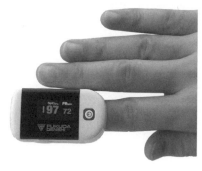

写真Ⅲ-5-1 ● パルスオキシメーター
（写真提供：フクダ電子）

● **医療品や薬**

□電子体温計（電池残量も確認）

　＊電子タイプの体温計は予測体温を測定するので、より正しく測るには水銀タイプがおすすめ。

□パルスオキシメーター（脈拍数と経皮的動脈血酸素飽和度を測るため）

□血圧計

□目薬（目の乾燥を防ぐため保湿タイプのものを）

□水まくら

□市販の総合感冒薬などの解熱鎮痛剤、咳止め

□持病の薬など

□皮膚保護剤入りの絆創膏（けがや褥瘡予防）

□お薬手帳

● **日用品**

　＊普段使用している日用品を少し多めに備える「日常備蓄」を実践する。

□石けん

□手指消毒用アルコール、除菌シート

□ハンドクリーム、リップクリーム

□タオル（多めに）、使い捨てできる布

　＊発熱で汗をかくのでタオルは多めに用意。濡らして部屋に干せば、乾燥対策にも役立つ。

□ゴミ袋（例えばサイズ別に、90L、40L、20L、5L）

　＊汚染した物やゴミを入れる。大きい袋でガウンも作れる。

□食品用ラップフィルム

□紙皿、紙コップ

□キッチンペーパー、ペーパータオル

□塩素系漂白剤（室内の清掃、消毒）

　＊希釈したものは時間が経つと効果が減少するため使い切る。作成したら、フェルトペンで容器に目立つように薬品名や濃度を記入（誤飲に注意）。

□水道水（水）（希釈・洗浄用）

□ペットボトル（500mL や 2L）

　＊水量を計測する時にも使える。

□ティッシュペーパー、ウェットティッシュ

□トイレットペーパー

□マスク

□生理用品・尿もれ用パッド

□下着などの着替え（多めに）

□衣類用洗剤、掃除用洗剤

□乳幼児や高齢者がいる世帯では、衛生用品など必要なもの

□使い捨て手袋、ゴム手袋

□バケツや桶など

□温度計、湿度計

□筆記用具、メモできる紙

● 食料品

＊食欲がなくても食べられて、必要なカロリーが摂取できるもの：レトルトのスープやおかゆ、ゼリー飲料、チョコレート、スポーツ飲料など。また、少し食欲が回復した時のために、インスタント食品や缶詰なども用意する。

＊ホテルでは食事が提供されるが、療養中は気が滅入るので、好みの菓子や飲み物などを用意すると多少とも気持ちが満たされる。

□菓子類など好きな食べ物

□インスタントコーヒーなど好きな飲み物

□飲料水

□経口補水液やスポーツ飲料

□ゼリー状栄養補助食品

□とろみ用パウダー（誤嚥防止用）

□保存食（缶詰、レトルト食品、インスタント食品、冷凍食品など）

● その他

□高齢者の場合、療養中の筋力低下や、長時間寝ていることで発生する皮膚の炎症（床ずれ）を予防する物品

□簡易加湿器

□読みたかった本、編み物やプラモデルなどいつかやろうと思っていた趣味のものやパズルなどの遊べるもの

＊療養中は気が滅入ったり、軽症の場合は時間を持て余したりするので、楽しめるものを用意する。

□足首に巻いて使うダンベル（脚の筋力低下を防ぐために使用）

□クッション（床ずれを防ぐため、腰のあたりに挟めるものを）

□スマートフォンやタブレット

□現金（カード類が使えないことを想定）

2020 年 10 月 14 日に公布された「新型コロナウイルス感染症を指定感染症として定める等の政令の一部を改正する政令等について」において、入院の勧告・措置の対象者が変更となり、高熱があっても必ずしも入院できるとは限らなくなった。発症してすぐに入院ではなく、都道府県が用意した施設での宿泊療養、もしくは自宅療養が必要になることもある。そのため、容態の変化を測るパルスオキシメーターを自宅に用意しておくことが望ましい。

● その他の必要物品

　新型コロナに感染しても、医師に軽症と診断された場合は、ホテルか自宅での療養となる。罹患中は苦しくて動けないし、買い物にも行けない。自宅・ホテルでの療養になっても困らないために用意しておくべき物品を**表Ⅲ-5-3**に示す。

★ 引用文献

1)　　オミクロン株 自宅療養する際の注意点は？ポイントまとめ．NHK NEWS WEB, 2022 年 1 月 6 日．<https://www3.nhk.or.jp/news/html/20220106/k10013417861000.html>

Ⅲ-6

被災者・支援者の「こころのケア」

小原真理子

▼

1 ········ 災害時における「こころのケア」

　1995 年 1 月に発生した阪神・淡路大震災以来、災害時のこころの問題が注目され久しい。災害に対する備えが重要なように、災害時のこころの問題にも事前の備えが大切である。災害はすべての人々のこころに影響を及ぼすが、これは「異常な出来事に対する正常な反応」である。正常反応であるからといって、そのままにしておけばよいということではなく、早期からこころのケアを被災者などに提供することがストレスの軽減に役立つといわれている。各支援活動にあたる支援者は、事前に知識やコミュニケーションスキルを備えていくことが求められる。さらに支援者は防災教育においても、一般市民にも伝える役割があることを認識すべきである。

　発災後、医療救援活動に携わりながら心理学的トリアージを行い、緊急に専門家のケアが必要な被災者を選別し、また救護所や避難所などで、被災者の中から「こころのケア」を必要とする人を選び出し、話し相手になるなどの支援を行うことは、支援者にとって重要な役割である。その後、稼働し始めた現地医療機関などと連携をもつことも必要になってくる。

　支援者は、災害時における被災者に対する「こころのケア」の重要性をよく認識し、こころの問題とケアについて理解することが求められる。同時に、「支援者」自身のこころの問題やケアについても知識をもち、ストレス対策を備えておくことも求められる。

●「こころのケア」が必要な人たち
　図Ⅲ-6-1 に、「こころのケア」が必要な人たちを示した。被災者や支援者だ

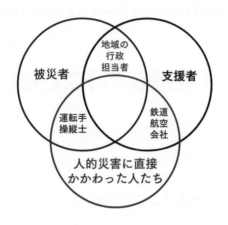

図III-6-1 ⊙「こころのケア」が必要な人たち

けでなく、被災地の行政担当者のように、被災者でありながら、被災住民の支援活動にあたる人たちにも「こころのケア」が必要である。また、人的災害の発生に直接かかわった人たちも含まれる。

● 「こころのケア」の段階と担当者

　災害が発生すると多くの被災者はストレスにさらされる。ストレス反応の予防的措置として、多くの被災者にかかわるケアには不特定多数のボランティアの存在が必要と報告されている。

　心的外傷後ストレス障害（PTSD）などがみられる被災者には精神科医や臨床心理士が担当し、ストレス反応が強い被災者にはリエゾンチームや医療チームが支援にあたる（図III-6-2）。

2 …… 災害とストレス症状

　被災すると、ストレスによるさまざまな反応が心身に起こる。2011年3月に発生した東日本大震災の宮城県と岩手県の震災被災地において、東北メディカル・メガバンク機構が63,002人を対象に地域住民コホート調査を行った結果によると、東日本大震災直後に、抑うつ26.4%、不眠23%、心理的苦痛6%と、4人に1人以上が気分の落ち込みを自覚したことが報告されている[1]。

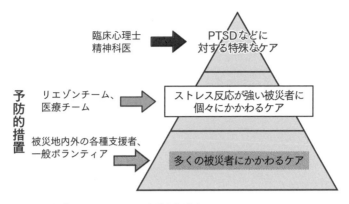

図Ⅲ-6-2 ⦿ 「こころのケア」の段階と担当者

(日本赤十字社：災害時のこころのケア．2004．を参考に作成)

以下に挙げるストレス反応は、被災すれば誰にでも起こる可能性がある。

▧ 動悸、血圧の上昇

ストレスを受けると交感神経が優位になり、心拍数や血圧が上昇する。通常は、心拍数や血圧の上昇を抑えるために副交感神経が働き、心拍数や血圧は次第に下がってくる。しかし、災害による強いストレスが長期間続くと、交感神経の働きが高まった状態が続き、心臓に負担がかかる。

▧ 不眠、睡眠障害

ストレスが続くと、不眠や睡眠障害が起こりやすくなる。不眠は抑うつを助長する。また、眠っている間に交感神経は活動を休め、血圧は低くなるように調節されるが、眠れないと交感神経が活発な状態が続き、翌日まで血圧が高い状態が続く。

▧ 首や肩のこり

不安やストレスがあると、筋肉や神経の緊張が高まり、血流が悪くなることで筋肉のこわばりが発症する。その結果、痛みを引き起こす疲労物質が貯留し、首や肩のこりの原因になる。

3 ⋯⋯⋯ 災害時のストレスの誘因と経時的ストレス反応および対策

災害時のストレッサーは、①危機的ストレス＝トラウマ的ストレス（一次的）、

②生活環境ストレス＝生活破壊（二次的）、③生活再建ストレス＝経済破壊（二次的）に分けられる。

①危機的ストレス

災害の恐怖体験、被害のショック、大切な人・物を失った時の喪失・悲嘆体験が誘因となる。また、劣悪な環境下で活動する支援者も二次受傷する場合がある。

②生活環境ストレス

ライフラインの破壊、過酷な避難生活、治療・介護の中断などが誘因となる。

③生活再建ストレス

家屋の損壊、生活手段の喪失、行政サービスの遅れなどが誘因となる。

庄司らの研究[2]によると、東日本大震災で被災した災害支援者の経時的ストレス反応は、3カ月後および1年後も、「仕事ができたこと」「支援物資が届いたこと」「職員間コミュニケーション」「ライフラインが整えられたこと」「家族の支えがあったこと」「家族の安否確認ができたこと」によって軽減していた。このことより、支援物資を迅速に供給し、仕事ができる体制を整えること、生活の基盤を整えるための時間や家族との時間の確保のために勤務調整を行うこと、および災害支援者であり被災者でもある職員たちが互いにおかれている状況を認め合い共感し合う職場環境づくりが求められると考える。

4 ········ 災害時の心理的ストレス反応の時間経過

災害時の心理的ストレス反応は、発災直後～数時間、発災後数時間～数日間、発災後数日～数カ月、発災後数カ月～数年の時間経過とともに変化する。心理的支援（こころのケア）は、大災害の場合には、とても重要な長期的支援の1つである。

しかしながら、支援の方針・方向性を定めないままに複数のチームが現地に向かうと、被災地をかえって混乱させてしまうことになりかねない。また、被災地での受け入れ態勢や計画・情報が不十分な状態で先んじて活動しようとすると、最悪の場合、被災地に害を与えかねない。災害の影響は、直後の混乱期を過ぎてからも長く継続する。心理社会的な支援活動は、地域社会に根ざし、持続可能なものであることが望ましく、これを立ち上げるには、被災地の十分

なアセスメントと準備が必要になる。

5 ……… 心理的支援を行う際の基本的な態度

　災害発生後早期（直後〜4週間程度）に推奨されている心理的支援法は、「サイコロジカル・ファーストエイド*」（PFA：Psychological First Aid）である。サイコロジカル・ファーストエイドは、治療を目的とした介入法ではなく、被災者にかかわるすべての支援者にとって必要とされる基本的態度と、被災直後の苦痛を和らげるための介入方法である。支援者は、活動の準備をしたうえで、被災者をよく見る（look）、話を聴く（listen）、必要な支援につなぐ（link）ことを基本としている。

6 ……… 被災者への心理社会的支援

　災害によって地域社会が破壊された時、傷ついたこころは、生活環境が整わないままでは回復することはできない。地域社会の復旧は個人の力だけでは不可能であり、国や地方自治体の対応が不可欠である。心理的支援は、国や自治体による社会的援助と連携・協働が不可欠であり、心理社会的支援のあり方をよく理解しておくことが必要である。

　図III-6-3に被災者の精神保健・心理社会的支援の階層を示す。ピラミッドの最下「第1層」は、すべての被災者が必要とする安全の確保や生活の基本整備である。「第2層」は家族や被災者が所属するコミュニティによる支援、「第3層」はよりケアを必要とする被災者を対象とする医療・福祉・教育などの一般的な支援である。ここには医療支援も含まれ、PFAのトレーニングを受けたボ

---

*　「心理的応急措置、こころの救急法」とも呼ばれ、事故や災害などこころに大きな衝撃を与える出来事を経験した人をケアするために構成された、心理的支援法の1つである。困難な状況下で助けを必要とする人たちに、同じ人間として人道的な手助けをすることを目的に実施する。例えば、けがをした時などは、血が出ていれば止血する、やけどであれば冷やすなど、本格的な治療の前に応急処置が行われる。適切な初期対応ができないと傷口から感染が起こるなどして、症状が長引いたり、別な問題が引き起こされたりすることがある。心理的なダメージについても、初期のケアがきちんとできないと問題が長引いたり、初めは大丈夫そうにみえてもあとから気分が落ち込んできたりする場合などがある。

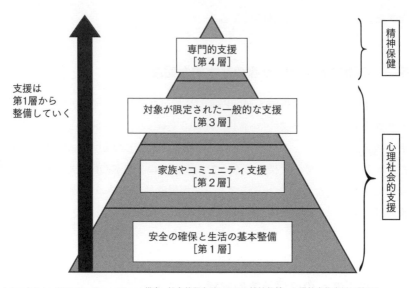

Inter-Agency Standing Committee：災害・紛争等緊急時における精神保健・心理社会的支援に関する
IASC ガイドライン．2007．p.13-15 より改変．
https://saigai-kokoro.ncnp.go.jp/contents/pdf/mental_info_iasc.pdf

図Ⅲ-6-3 ⦿ 被災者の精神保健・心理社会的支援の階層
（前田潤：被災者支援と支援者の心理の理解と援助．ナーシング・グラフィカ 災害看護（酒井明子，他編）．
メディカ出版；2022．p.169．より改変）

ランティアによるサポートやストレスマネジメントも含まれる。「第4層」は
多くはないが、精神医療など専門的支援が必要になる被災者が対象である。第
1層、第2層、第3層は心理社会的支援に含まれ、第4層は精神保健に含まれ
る。支援は第1層から整備していくことが望ましいといわれている。

　実際に必要とされる支援は、各被災者の個別性を踏まえ状況をみて、自己決
定および被災者の回復力（レジリエンス）を尊重しながら、寄り添うことがま
ず求められる。

　心理的支援も「こころのトリアージ」という考え方があり、**表Ⅲ-6-1** に示し
た区分で分類する。医療的トリアージと同様に、援助の優先順位と対応を決め
る目安となる。被災者の状態を見極め、**表Ⅲ-6-1** の3群3段階で評価し、必要
に応じた適切なケアを行う。あくまでも目安ではあるが、この分類を活用する
と、ほかの支援者に引き継いだり、個人の状況変化をフォローしたりするのに
役立つ。

　　　　　Ⅲ　感染症多発時代の災害支援の実際

表Ⅲ-6-1 ▪ こころのトリアージ分類

区分	対応	状態
トリアージ1 即時ケア群	最優先で対応 専門家を紹介する	・専門家に相談が必要な人 ・暴力行為や自殺の恐れのある人 ・パニック状態、解離状態にある人
トリアージ2 待機ケア群	即時ケアの必要な 人の対応後にケア を行う	・ケアを行わないと即時ケア群になる人 ・相互支援やカウンセリングなどが必要な人 ・悲哀、悲嘆が強く、引きこもりや過剰行動がみられる人
トリアージ3 維持ケア群	即時ケア、待機ケ アの必要な人の対 応後にケアを行う	・ストレス対処法を伝えると自分で対処できそうな人 ・会話中心のコミュニケーションが維持できる人

（日本赤十字社：災害時のこころのケア．2004．p.10-11．を参考に作成）

● 災害時の「こころのケア」の基本

　こころのケアは被災者との関係の中で展開される相互作用である。以下の4点を踏まえ、支援者は先走りしないように注意することが重要である。

①災害に関与した人で災害の影響を受けない人はいない。

②災害時のストレス反応は、異常な外力に対する正常な反応である。

③介入は被災のフェーズに沿っていなければならない。

④災害が発生すると復興に向けて誰もががんばるが、作業効率そのものは低下していく。

7 ……… コミュニケーション技術

　具体的なコミュニケーション技術として、被災者との距離感・声の調子・しぐさ・傾聴・あいづちなどについて、また非言語的コミュニケーション、傾聴と対応、フィードバックの提供について**表Ⅲ-6-2**に示す。加えて、被災者が言われると傷つくと報告されている言葉を**表Ⅲ-6-3**に示す。

8 ……… 新型コロナウイルス感染症に関連した「こころのケア」Q&A

　新型コロナウイルス感染症（以下、新型コロナ）に罹患した場合、自然災害時に起こる3つのストレス（危機的ストレス、生活環境ストレス、生活再建ストレス）に類似した状況に陥る人が出てくることが考えられる。以下では、新

表Ⅲ-6-2 ▫「こころのケア」に必要なコミュニケーション技術

コミュニケーション技術①
- 相手の顔を見る、目と目を合わせる、早口でハイテンションにならない
- 話に耳を傾けているとわかるしぐさ・表情になるように気を配る
- 相手との適切な距離と位置関係に留意する
- 傾聴し、相手の話を自然に引き出す
- 必要に応じてあいづちを打ったり質問を向けたりする
- 体験を語りたくない被災者に対してはその気持ちを尊重する

コミュニケーション技術②
- ●非言語的コミュニケーション
- 姿勢、表情、ため息、身振りなど
- ●傾聴と対応
- 巧みに傾聴するということは、相手の話に注意を向けることだけではない
- 相手の言わんとすることを理解していることを伝えることが重要である
- ●フィードバックの提供
- 話し手は聞き手のフィードバックに関心を寄せ、重要に思っている
- どのようなフィードバックを提供するかは、コミュニケーションの効果を決める重要な要素となる

表Ⅲ-6-3 ▫ 被災者が言われると傷つく言葉

- 「がんばりましょう」
- 「元気を出しましょう」
- 「泣いていると亡くなった人が悲しみますよ」
- 「まだ、家族もいるし、幸せなほうじゃないですか」
- 「助かっただけでもよかったじゃない」
- 「私だったら耐えられない」
- 「そのうちいいことがありますよ」
- 「○○さんみたいにがんばろうよ」

型コロナに関連した「こころのケア」について、よく聞かれる質問を Q&A 形式で示す。

Q1：新型コロナによって偏見や差別が起きるのはなぜか？

A1：新型コロナは、無症状感染者の存在や、感染経路および誰が感染しているかわからないなど不明な要素が多いため、どうしても不安が高まる。不安はストレスになり、自己防衛本能が働き、自分のこころと体を守ろうとして、見えない敵の代わりにほかの「誰か」を排除すべき存在と認識し、「偏見・差別」が生まれる。さらに偏見は他の不安要素（自分が非難、差別されることを恐れるなど）につながる可能性もある。このように人間が抱く不安への対処として、「偏見・差別」が生じる特性があることを理解することが必要である。

Q2：被災地支援では二次災害、けが、病気、感染症などのリスクがつきものであるが、支援に出向くことについて家族の理解を得る際に留意すべきことはあるか？

A2：新型コロナなどの新興感染症は、不安や恐れから偏見が生じやすいものであり、家族が心配するのは当然である。本人と家族が互いに理解し納得するには、短時間では限界があるため、まずは相互に信頼を保てるようにすることが必要である。可能な範囲で信頼性や客観性のある情報を集め、家族とよくコミュニケーションを取り、家族が何を不安に思っているかを汲み取り、理解が得られるように伝えていくことが重要である。

Q3：新型コロナ疑いのある人の支援に携わっているが、正直なところ、感染に対する緊張感などで自分の気持ちが複雑で悶々としている。自身のこころの状態を客観視する手段を教えてほしい。

A3：支援者のストレス予防対策として、下記を参考にしてほしい。

①災害支援に関心をもったら、支援に関する研修やトレーニングを受けるなど事前学習に取り組む。

②支援における自身の立場を考える。支援者自身が心身ともに健康である必要性を理解し、意識して食事・睡眠・休息時間を確保する。

③支援者は自己犠牲の精神で働きづめになる傾向がある。それではバーンアウトに陥るなど、心身の健康がいずれ保てなくなることを、災害支援にかかわるすべての人が理解する必要がある。

④被災地でのつらかった体験を無理に話す必要はない。身体の回復を待ち、安

ご自身のストレスをチェックしてみましょう。チェックの数が多いほどストレスが高い環境・状況といえます。

□ 仕事の順番・やり方に柔軟性を持たせることができない
□ 慎重な注意を要する業務を行う
□ 事前の説明が不十分だったり、刻一刻と情報が変化する
□ 感染することや死への恐怖を経験した
□ 職務を通して同僚に感染者が出た
□ 上長や同僚に職務に関する不安を話すことができない
□ 職務について、家族に伝えることができない
□ 職務について、家族からの反対を受ける
□ 直接対応を行わないスタッフとの間で温度差を感じる
□ 近しい人から避けられるような経験をする
□ 対応を行っている部署内で意見の食い違いがある
□ 対応を直接行っていない部署からの孤立がある

□ 患者やメディア等と対立したり、非難されたり、避けられたりする
□ 体温や体調を強く気にする
□ 他者から孤立しひきこもる
□ ウイルスに関する情報を過度にチェックする
□ 過度な手洗い、うがいをする
□ 世の中の反応（買い占め等）に対し皮肉的な見方になる
□ 防護具の扱いに不安を持つ
□ 活動の中でいつものようなタッチングや傾聴を十分に行う事ができないことへのジレンマを感じる
□ 活動を公表できないこと、活動への承認が弱いことにより、組織に対する怒りや不信感を持つ
□ 隔離により孤立・孤独感を持つ
□ 周りからの視線に過敏になる
□ 自分も感染している／したのではないかという恐怖心・不安がある
□ 周りの人には気持ちが分かってもらえない、と感じる

※このチェックリストは対応者の自己理解に役立つものであって、診断や判定に用いるものではありません。

図III-6-4 ⊙COVID-19 対応者のためのストレスチェックリスト
（日本赤十字社：新型コロナウイルス感染症（COVID-19）に対応する職員のためのサポートガイド. 添付資料2. 2020年3月25日. より改変）

全な環境で信頼できる相手に話すことがこころの回復にとってよい方向につながる場合がある。

⑤自己のもつ権利を理解するため、国際スタンダードである人道支援の必須基準（CHS：NPO Core Humanitarian Standard）とそのコンパニオンガイドブック（例：People in Aid、HAP［NPO Healthy Aging Projects］基準）を活用することをすすめる。

日本赤十字社の「新型コロナウイルス感染症（COVID-19）に対応する職員のためのサポートガイド」[3]の中に、「COVID-19 対応者のためのストレス

チェックリスト」が掲載されている（**図Ⅲ-6-4**）。チェックの数が多いほどストレスが高い環境・状態である。またサポートガイドには、こころの健康を保つための方法として、リスクを客観的に理解し評価することや、感情をありのままに受け止めることなど、役立つ方法が紹介されている。さらに、家族や友人との社会的なつながりやサポートを断らないようにすることの重要性などが記載されている。ぜひ活用してほしい。

Q4：新型コロナウイルスに感染した被災者に対してケアが十分できず、自分の身を守る感染対策を優先していることを後ろめたく思っている同僚がストレスを感じている。この同僚にどのように接すればよいか。

A4：静かな部屋で同僚が話したい時に耳を傾けたり、たとえわずかな時間でも同僚が思いを表現できる安全な場を提供するなど、状況をみて対応していくことが重要である。

　訴えを傾聴しつつ、できなかったことだけでなく、被災者に対してできたことや、よかったことについても共有することを提案してみよう。例えば、「被災者にスマートフォンでお孫さんのメールを見せることができた」「被災者が家族とお話できた」ことを評価したり、「現状は災害であり、通常の医療やケアができなくても誰も責められることはない」ことを共有する。また「苦しい中でも、できていることを見つける」「次はこれができるかもしれないと、先のことを考える」など、前向きな意見を伝えてみてはいかがだろうか。

★ 引用文献

1)　東北大学東北メディカル・メガバンク機構：震災被災地の健康状態―地域住民コホート調査．プレスリリース．2017年2月1日．<https://www.megabank.tohoku.ac.jp/wp/wp-content/uploads/2017/02/ID19374_pressrelease.pdf >
2)　庄司正枝, 他：東日本大震災で被災した災害救援者の経時的ストレス反応．看護研究学会誌．2019；42（1）：1123-1133.
3)　日本赤十字社：新型コロナウイルス感染症（COVID-19）に対応する職員のためのサポートガイド．2020年3月25日．

Ⅲ-7

感染症多発時代における
災害ボランティアのあり方

宮越幸代

▼

近年の災害の多発化・激甚化に伴い、その対応の積み重ねとともに、被災者支援の経験をもつ災害ボランティアや各種民間組織も増えつつある。また、「ボランティア休暇」の制度やボランティア保険など公式にボランティア活動を支える体制も整備されてきた。「少しでも被災地のために役立ちたい」というボランティアや民間組織による支援は、着実に被災地の復旧や復興のために大きな役割を果たす、もはや欠かせない存在となっている。

その一方、新型コロナウイルス感染症の拡大に伴い、被災地ではその予防対策のために、ボランティアなどの募集を当該自治体内や県内に限るなど、一定の条件を求める場合もある。ほかにも問診票やワクチン接種証明、抗原検査やPCR検査の結果などの提示を義務づけていることも多い。被災地では、被災による直接的な被害や生活の復旧のために多くの支援を求めながらも、外部からの支援者がいつ、どのくらい現地に来て、何をどの程度やってもらえるのか、先を見通せずにいるのが現状である。被災者が外部からの支援者に安心して支援を依頼できるよう、支援者は被災地に入る前に現地の状況や情報をよく確認し、具体的な準備を始めることが必要である。

本項では、災害時のボランティア活動の窓口と活動内容、活動の原則、感染症拡大予防対策を含む具体的な準備、および看護職の有資格者などがボランティアの健康管理などを担当する場合の具体的な対応について紹介する。

1 ……… 活動窓口としての災害ボランティアセンター

被災地のボランティアの受付・窓口は一般的に、各地の災害ボランティアセンター（以下、ボラセン）が担当する。ボランティアの募集範囲や募集にあたっ

ての条件などは、被災地ごとに常に変化しているため、まずどのような活動が、いつ、どこで募集されているのかを、ウェブサイトやSNS（Social Networking Service）から確認する必要がある。最新の情報は、全国社会福祉協議会（全社協）が開設する被災地支援・災害ボランティア情報や被災した自治体の社会福祉協議会のウェブサイトから得られる。

　災害発生後の急性期に現地の自治体やボラセンなどの情報を得たい場合は、問い合わせによって先方の業務を煩雑にしてしまわないためにも、電話以外の方法で行うのがよい。

2 ⋯⋯⋯ ボランティアとして行う活動

　ボラセンは、がれきや家屋の汚染除去、災害ゴミの運び出し、家財の整理などの生活再建のための支援を中心に、被災者からの相談受付、被災者への情報の提供も行う。ボランティアによる支援においては、まずボランティアを希望する人の登録を受けつけ、被災者の要望（ニーズ）と個人ボランティアの調整（マッチング）を行い、両者をつなぐ役割を果たす。

　ボランティアに要請される活動には、専門的な知識や技能を生かせるものだけでなく、事務的な作業や単純作業、同性にお願いしたいという活動もある。また、その時だけの単発の活動や、支援が未経験でもできる活動もある。ほかにもボラセンを通して行われる活動には、被災者の活力を取り戻すための交流機会作りや被災者への寄り添いなどが含まれている。

　しかしボラセンに何でも頼めるわけではないため、被災者から「ボランティアにはどんなことを頼めますか」と聞かれたら、ボラセン窓口に相談することをすすめる。

　広範囲の水害や地震被害の場合、農業用地の復旧に困窮する被災者に出会うことがある。農業用地に立ち入る作業は、社会福祉協議会とは別の支援の仕組みが立ち上がることがあるため、確かな情報提供ができる機関や担当者を現地で調べたうえで、正確な情報を伝える。

3 ⋯⋯⋯ ボランティア保険

　活動中の思いがけない自身の事故やけが、病気だけでなく、第三者の身体や財物に損害を与えた際の賠償などに備える保険としてボランティア保険がある。

　災害時は被災地に向かうまでの間にもさまざまなリスクがある。出発前に自分の居住地域の社会福祉協議会などで、ボランティア保険の書類記入と費用の支払いをすませ、保険に加入しておくことが望ましい。特例を除き、インターネットでは手続きできないことに注意する。被災地に向かう際には、加入時にもらう証明書を持参する。被災地でも保険の加入はできるが、居住地域で加入すると自宅と活動場所までの往復の道のりも補償の対象となる。保険料は数百円で、保険期間は1年間である。

　保険の補償の対象は、日本国内における「自発的な意思により他人や社会に貢献する無償のボランティア活動」である。災害ボランティア活動の場合は被災地の社会福祉協議会またはボラセンから委嘱された活動であることが必要であり、これらを通さず個人的に入ったボランティアや営利活動、有償ボランティア、事業の一環としての活動などは対象にならない。

4 ⋯⋯⋯ 支援活動を行う際の基本

● 装備の徹底

　被災地で感染予防対策をとりながら一定期間活動するためには、サージカルマスク（不織布マスク）やゴーグル、フェイスシールド、手袋(使い捨て、防水、防寒など使い分けられるように)およびこれらの予備が必要である。

　また、ビブス（所属や職務、専門資格などを表示するベスト式の前掛け；写真III-7-1）がある場合は、その装着を妨げず手足を露出させない服装、水害などでは長靴と踏み抜き防止インソール、熱中症予防や防寒などの場や時期に合わせた装備ができるようにしておくとよい。

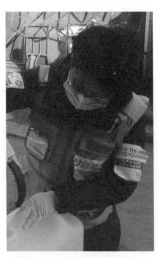

写真III-7-1 • ビブスの例

長靴は作業のしにくさや転倒しやすさなどのトラブルもある。使用するなら、自分の足のサイズに合った履き慣れたものが望ましい。浸水量が多い時にはスニーカーのほうがよいこともあるので、被災地の状況に応じて入念に検討する。

● 自己完結の原則

　必要な装備や日常生活用品のほかに、毎回の飲食類、宿の確保や現地までの交通手段など、自身に必要なものがどこで、どの程度準備や入手が可能なのかを確認しながら準備する。活動や感染予防に必要な装備は予備も含めて持ち込めるが、現地の飲食店や商店が再開すれば、消費を通じての支援につながることもある。特に自家用車での現地入りには条件がある場合があるため、宿泊や現地までの経路については入念に情報を得る。

　自身の健康管理や安全確保のため、けがや病気、事故のリスクに備えた装備や健康管理、保険への加入のほか、自身の体調を見極めてがんばりすぎないことも重要である。活動中は感染予防対策を徹底し、活動前と活動中はもちろん、帰る前にも自分自身が感染症に罹患していないか、健康問題がないかを点検したうえで、安全に帰宅し、通常の日常生活に戻ることも自己完結の範囲内である。

● 報告・連絡・相談

　ボランティア同士やボラセン、ボランティアの派遣元などへの必要な報告・連絡・相談は責任をもって行う。被災地では引き続く被害や突発的な事態など、いつ、何が、どのように変化するかはわからない。被災した自宅に毎日ボランティアが来てくれることで、被災者自身ががんばりすぎたり、対応に気遣うあまり体調を崩してしまう人もいるため、被災者に健康チェックをすすめたり、被災者の様子で気になることがあればボラセンなどに報告しておく必要がある。そのため、報告や相談のための連絡先や担当者の情報を控えておく。

　また、活動に役立ちそうな情報源などは出発前に資料をダウンロードしておくといざという時に慌てないですむ。支援活動についての問い合わせや、必要な助言・情報が得られる窓口などがあれば、すぐに活用できるようにしておく。

　活動中の個人的なスマートフォン使用は控えるべきであるが、速やかに必要な報告・連絡・相談をしたり、調べもののために活用する場面も考えられるた

め、予備のバッテリーなどを用意しておくとよい。

● 支援を受け入れる側の心情への配慮

　派遣先では、住民以外にも活動を共にする現地の支援者も含めて労う言葉がけや態度が必要である。不安をあおったり、感情的になったり、不用意に言葉をかけすぎるのは控える。飛散物やがれき・泥水などが入り込んだ家屋に入る際は、一言「土足で失礼します」「大変でしたね」などと配慮や礼儀を示す姿勢が大事である。

　また、被災者の中には、所属や専門資格などが示されたビブス着用のボランティアが自分と密にかかわっている姿を人目にさらされたくない、という思いをもつ人もいるため、場面ごとにその必要性をよく考えて着脱する。ビブスは個人的な買い物や休憩の際は外すことが望ましい場合もある。

● 多職種や組織間の連携

　被災地支援は領域や職種を超えた連携が不可欠である。被災地にとっては、さまざまな関係者が入れ替わりで散発的にかかわることは負担にもなる。関連職種や団体との連携により、効率的かつ効果的な支援を目指す。多職種や組織間の意思疎通を積極的にはかり、統一した方針や姿勢で支援に臨む必要がある。

5 ……… 活動に必要な一般的な装備

▒ 服装

- 長袖・長ズボン、運動靴などで肌を覆い、動きを妨げないサイズで、気温の変化に合わせて調整しやすい服装とする。トレーナーやジャージ類のひもなどの付属物はほどけると危険なので、必要性と機能性を考えて選択する。
- 組織から派遣される場合、ビブスの着用を指定されることがあるため、ビブスを着用しても動きを妨げない適度に体にフィットした服装を基本とするとよい。ビブスがない場合は、ポケットの多いベストや作業ズボンが便利である。
- 被災地ではまとめて洗濯ができるとは限らない。衣類を何着も持ち込むより、さっと手洗いできて乾きやすい素材のものを数枚持っていくのが望ましい。

　　　　　　　Ⅲ　感染症多発時代の災害支援の実際

■ **必要物品**

- タオルや手ぬぐい、飲み物（水筒）、軽食、雨具、帽子、常備薬や傷保護パッドなどの必要物品や貴重品は、ウエストポーチやデイパックなどにコンパクトにまとめる。

- ゴーグル類は作業中の汗や細かい砂塵、寒暖の差などにより曇りやすく、作業するうえでは大変煩わしいものである。曇り止めがあると便利であるが、ない場合は活動前に台所用洗剤を薄くレンズに伸ばし、すすいだ水が乾かないうちに装着すると曇りを多少防ぐことができる。砂塵がついたまま拭き取ることによる細かい傷も防ぐことができる。

- 手袋は防寒や手指の保護などの目的がある。災害の種類や作業によっては、防水機能つき、軍手、厚手のゴム製、指に密着するものなど、必要な条件は多様である。

- 長靴や安全靴（もしくは釘などの踏み抜き防止インソール、つま先保護パッド入りの靴）、ヘルメット、ヘッドランプなどは、作業の内容や被災地の状況によって必要性を判断する。被災地によってはボランティアの活動サイト（集合や休憩の拠点）で貸し出しをしている場合もあるので、事前に調べておくとよい。

■ **体調管理**

- 体を保護するための装備が加わると、ボランティア活動中に体内温度が上昇しがちになる。体調管理のために、冷却作用のあるタオルや保冷剤、水分のほか、塩分やミネラルを含んだ飴やタブレット、粉末の経口補水剤、梅干し、その場で摂取できる栄養補助食品などを常備して熱中症を予防する。脱水予防のうえでも 30 〜 45 分ごとに 1 回程度は水分を摂ることが必要である。

- 寒冷期や寒冷地では、屋内であっても暖房が使えない場合が多く、暖かく動きやすい衣類の工夫と携帯カイロなどによる体温保持が欠かせない。

6 ……… 感染予防対策に必要な個人防護具や備え

- サージカルマスク、使い捨て手袋、手指消毒液、ハンドソープ、体温計、ゴミの処理や吸汚・吸湿などのためのポリ袋、ゴーグルもしくはフェイスシールド、必要に応じてガウンなどは予備も含めて十分な数を持参する。マスク

はN95マスクや不織布に限るなどの条件がないか確認する。N95マスクが必要な場合は、正しく装着できるように訓練しておく。使用済みのマスクや手袋は二重の袋で覆ってから破棄する。

- 手洗い設備が十分でないことも想定し、アルコール製剤を含んだ消毒液の小さなボトルや拭き取り用ティッシュペーパーなどを持ち歩き、こまめに手指消毒を行えるようにする。

- 毎朝・夕など1日2回体温を測定し、体調管理を徹底する。体調や行動内容は、活動開始前の2週間程度、活動中、活動後2週間は記録しておく。発熱やのどの痛み、呼吸が苦しいなどの異常があれば、記録するとともに、いつでも自己申告できるようにしておく。受診のための保険証も必須である。

- 行動記録表にはあらかじめ持病や常用薬、緊急連絡先などを明記しておく。常用薬がある場合は、お薬手帳（スマートフォンのアプリ管理でも可）があると便利である。

7 ……… 感染予防上の注意点

　ボランティア活動は、原則的に単独でなく、依頼先に複数単位の人数で派遣されることが多い。活動先が遠い時には、ボラセンや活動サイト（ボランティアが出発および帰着、休憩できる拠点）から一斉にバスなどでの移動を要することもある。ボランティアは以下のことを心がける。

- 被災地で見聞きした他者の情報を現場で雑談したり、他言したりしない。

- ボランティア同士で仲良くなっても、マスクを着けて必要な会話に限るなど、感染予防上、一人ひとりが細やかな心がけを行う。

- 自ら3密となる場や機会を作らない。食事や休憩時、車での送迎時も開窓し換気する。ほかの人と距離を取って座る。

- 食事時は会話をせず、互いに距離を取って座り、マスクを外す時間を最低限にして食べるようにする。

　マスクをしていると表情や顔色がわかりにくく、会話が少ないと黙々と活動をこなすことになり、互いの体調に気づけないこともある。活動中は少しでも被災地の役に立ちたいという思いから無理をしがちになるが、決められた休憩は必ず取り、無理をせず、体調の悪そうな人にはその場で声をかけ合える雰囲

気や関係づくりは大事にすべきである。

　活動後は、ボランティア同士が密にならないような動線で現地から引き上げる。マスクやフェイスシールドなどの汚染物は二重のビニール袋で覆って処分し、その後、手指消毒を行う。また、うがいの吐水を飛散させないなどの配慮を行う。

8 ⋯⋯⋯ ボランティア同士のコミュニケーション

　ボランティアは見知らぬ土地に単独で入ることが多く、加えて3密回避のために会話が少なくなり、コミュニケーションがおろそかになりがちである。そのような中では、がんばりすぎず、我慢しすぎず、無理なことは引き受けない勇気が必要な時もある。雑談のような自然な形で活動中のさまざまな思いや感情を話したり、自分を知ってもらったり、相手を知るような機会がもてるとよい。

　また、直接対話をするだけでなく、SNSなどの手段を活用して、ボランティア同士でつらいことや危険を感じたことを伝えたり、注意が必要な情報を行き渡らせるような工夫も必要となる。被災地外から集まるボランティアは、活動当初は見知らぬ同士でも、コミュニケーション方法の工夫や助け合いによって、自分たちだけでなく、被災地の人の安全や健康も守れることになる。

9 ⋯⋯⋯ 看護職による災害ボランティアへの支援

● 災害ボランティアへの支援

　看護職がボランティアに行う支援を以下に示す。
- 活動前の体温測定や問診などによる健康状態の確認
- 活動に必要な装備や携行品などの確認と助言、適宜物品などの紹介と提供
- 活動に使用する器具類の安全な配置・点検、事故防止のための指導
- 手洗い場や長靴の洗い場の設置、およびトイレの消耗品補給や掃除などの衛生管理
- 水分摂取や休憩の必要性、および熱中症や防寒対策など季節に合わせた体調管理の啓発
- 体調不良者の確認

- 急病やけがをした際などの応急処置、および搬送、医療機関などにつなぐ手続き・記録・報告
- 休憩・食事会場の清掃・衛生管理、ゴミ処理
- 炊き出しの衛生状態や安全性の確認
- 救護品や衛生物品、装備品などの在庫管理と整理・確保
- 活動現場での安全衛生の声かけ
- 被災者に関する間接的な情報収集
- ボラセン担当者や会議での報告、情報共有、必要事項の提案　など

● ボランティアの負傷や体調不良時の対応

　ボランティアが負傷したり体調不良であることに気づいたときの対応を以下に示す。発生した時間や状態にもよるため、原則的には事前に申し合わせたボラセン担当者などと連携して対応する。

▓ 活動開始前

　問診や観察を行い、経過観察でよいか、受診が必要か、自宅や宿に戻ってもらうかを複数の担当者間で確認する。

▓ 活動開始後

　活動中に体調がすぐれなくても、「せっかく来たのだから」「仲間がいるのに」と無理に活動を続ける人もいる。状態が改善すればボラセンや活動サイトでできることもあることを伝えて、いったん休むことをすすめる。活動サイト内などに室内で活動できる場所を確保しておくとよい。

　負傷したり体調不良のボランティアがいたら、必要な処置を行いながら、その後の対応に向けて連絡先やボランティア保険の加入状況、同行者などを情報収集して記録し、ボラセン運営の担当者に報告する。医療的対処が必要な場合は、当日対応可能な医療機関と行き方、到着するまでの所要時間なども伝える。場合によっては、医療機関に事前に連絡しておくことも必要である。

▓ 感染症への備え

　発熱などの感染症が疑われるボランティアが来る可能性を常に想定し、受け入れ方針に則った対応を行えるように、対応の手順と連絡先、必要物品を確認しておく。特に感染症が強く疑われる場合は、移動に公共交通機関が使えないことも多いため、入念に申し合わせを確認しておく。

汚染したがれきやガラス片、釘などによる踏み抜きや切り傷がある場合は、応急処置後、念のために受診することが望ましい。「破傷風ワクチン」の接種歴を確認し、本人が受診の必要性を理解できるよう説明する。

▓ 受診の支援

　ボラセンや活動サイトなどで対応可能な処置を行ったあと、受診をすすめても、ボランティア自身が受診をためらう場合がある。その背景としては、休日などで受診先に行くのが面倒、早く帰宅するほうを優先したい、医療機関までが遠い・交通手段がない、交通費や受診の費用が心配、おおごとにして周囲に迷惑をかけたくない、などが考えられる。そのような場合には、ボラセン担当者とともに受診の必要性を再度説明し、受診につなげるために、受診できる夜間・休日の当番医や当番薬局、ボランティア保険が適用できる範囲などについて積極的に情報提供する。

★ 参考文献

- 内閣府大臣官房政府広報室：被災地を支援したい方へ―災害ボランティア活動の始め方．政府広報オンライン．<https://www.gov-online.go.jp/useful/article/201909/4.html>
- 社会福祉法人全国社会福祉協議会 全国ボランティア・市民活動振興センター：全社協 被災地支援・災害ボランティア情報．<https://www.saigaivc.com/>
- 社会福祉法人全国社会福祉協議会：ボランティア活動保険．ふくしの保険ホームページ．<https://www.fukushihoken.co.jp/fukushi/front/council/volunteer_activities.html>

コラム

新型コロナウイルス感染症流行下での被災地における支援活動

被災地 NGO 恊働センター
頼政良太

▼

■ はじめに

新型コロナウイルス感染症（以下、新型コロナ）が流行している状況では、被災地支援の様相は以前と一変したといえるだろう。これまでの災害発生時には、災害ボランティアセンターが設置され、多くのボランティアが被災地に駆けつけ支援を行ってきた。しかし今では、不特定多数のボランティアを募集することは少なくなり、同一市町村や同一都道府県からの参加に限定されている。さらに、災害ボランティアセンターの運営への応援が少なくなっているケースもあり、地元の社会福祉協議会の負担が増加してしまうという課題もある。また、災害時に支援活動を行う NPO/NGO も独自に基準を作るなどの努力はなされているものの、容易に被災地に入ることができなくなってきている。

このように、被災地の外から駆けつける支援活動が限定的になっている状況を打破し、被災者の復旧・復興をスムーズに進めていくためには何が重要なのだろうか。

■ 災害ボランティアの裾野を広げる

まずは、災害ボランティアの参加の裾野を広げることが重要であると考える。

これまで、災害ボランティアといえば、泥出しをするものであるという認識が先行していたり、専門的な支援団体が行うものであるというイメージが強かったため、災害ボランティアへの参加のハードルが高いと思われてきた。例えば筆者は、2019 年に佐賀で発生した豪雨災害の際に、ある女性から「私は災害のことはよくわからず知識もないから、ボランティアに参加してはいけないと思ってい

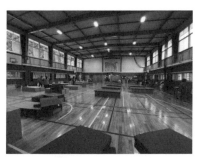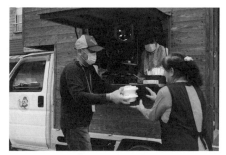

写真1 ● 避難所でのコロナ対策のための 環境整備 （2020年・日田市）

写真2 ● 地域の飲食店が在宅被災者へお弁 当を配付 （2020年・日田市）

た」と言われたことがある。この女性のように、地元の災害に対して「何かした い」という思いをもっているにもかかわらず、参加のハードルが高いと感じてい るために、なかなか支援にかかわることができない人は潜在的に地域に存在して いると考えられる。新型コロナ流行下においては、外部の支援が限定的になるた め、このようにハードルを感じている人にも、積極的に支援にかかわってもらえ るように、環境や仕組みを整えていくことが重要である。

　実際の被災地では、避難所での環境整備（**写真1**）や、地域でのサロン活動、 炊き出し、傾聴ボランティアなど、多様な活動が行われており、必ずしも力仕事 だけがボランティアではなく、専門知識がなくてもできることはたくさんある。 実際に熊本県の令和2（2020）年7月豪雨災害の際には、被災者が自ら支援を実 施する様子が数多くみられた。例えば、地域の婦人会など地元の人が公民館や廃 園になった保育園の施設を使って炊き出しを行い、被災者に温かい食事を届ける 活動を行っていた（**写真2**）。普段から行事の際に行っている炊き出しを災害時に 応用した形である。また、別の被災地では、子育て支援を行っているボランティ ア団体が、災害時の子どもの遊び場を運営していた。この活動も対象者を災害で 被害を受けた子どもたちにまで拡大しただけであって、普段行っている活動の延 長で支援を実施している。

　このような地域に住む人のそれぞれの特技を生かした支援は、新型コロナ流行 下ではますます重要となってきている。

■ 地域でのボランティアを促進するための環境整備

　地域住民による活動を促進していくためには、活動のための環境整備も欠かせ

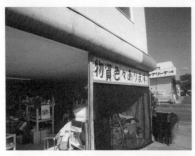
写真3 ● 地域の人が設置した物資配付拠
点 （2020年・人吉市）

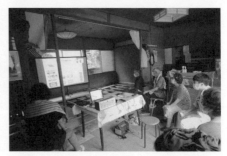
写真4 ● オンラインを活用したお家再建相談会
（2020年・日田市）

ない。例えば、先ほど例に挙げた子どもの遊び場の活動は、子どもたちが遊ぶた
めの広い場所（例えば学校のグラウンドや広い公園など）が必要だ。炊き出しを
行うためには調理をするための厨房が必要であるし、食材の費用の問題もある。
こうした環境が整っていなければ、仮に活動を始めたとしても単発の活動で終
わってしまい、長期的な復興に寄与することは難しい。

　環境を整えていくためには、地域で活動する中間支援組織や医療関係などの専
門職、社会福祉協議会、行政などが連携して、地域住民の活動を後押しすること
が重要だ。例えば、2016年の熊本地震の際には、社会福祉協議会の災害ボランティ
アセンター本部としてお借りしていた図書館の2階ホールで、子どもたちの遊び
場支援を行った。自由に使えるホールがあったため、支援活動も継続して1カ月
以上実施することができた。逆にいえば、環境さえ整っていけば、支援の担い手
となり得る人はいくらでも潜在的にいるということである。災害時に、いきなり
そのような人を発掘し、環境を整えるという作業は非常に大変になるので、でき
れば事前の備えとしてより多くの地域住民や、自分たちの専門分野を超えたセク
ターとつながっておくことが必要である（写真3）。

　また、地域住民の活動を支えるための資金的な援助も重要となる。地域で活動
する人は、活動資金の獲得が不得意であったり経験がなかったりする場合がほと
んどである。中間支援組織やコミュニティファンドが、草の根の地域活動に着目
して資金を援助する仕組みを整えていくことも、同時に行っていく必要がある。

■ より専門性の高い支援団体を受け入れるために

　災害時に支援活動を行うのは、一般ボランティアだけでなく、さまざまな専門性をもつ支援団体も含まれる。この2者は区別する必要がある。

　新型コロナ流行下に発生した災害において、一般ボランティアと災害救援専門のNPO/NGOの両者を十把一絡げにして「県外からの支援はNG」としたことで、専門的な知識やノウハウのある団体からの支援も遠ざけてしまったことがあった。しかし、災害時には支援経験の豊富なNPO/NGOなどの団体の力は必要不可欠だ。**写真4**はその1例である。

　例えば、水害時には、床板や壁をはがす作業などが必要であり、経験と知識、ノウハウのある団体が役に立つ。地元の大工や工務店などが対応をする場合もあるが、水害の経験が少ないため適切な対応ができず、かえって被害を拡大するケースもある。また、床板を張り直すタイミングは床下の木材（根太や大引）が水分量20%程度以下に乾燥したあとでないと、カビが発生する可能性があるのだが、しかし地元の大工はそのような事情を知らず、乾燥させずに床を張り直したため、カビが発生したということもある。

　こうした専門的な支援団体は災害時における必要性が高いため、一般ボランティアとは別扱いで受け入れるという対策も取られている。さまざまな災害支援団体によるネットワーク組織の連合体である全国災害ボランティア支援団体ネットワーク（JVOAD）では、新型コロナ流行下のNPO/NGOなどによる支援活動のガイドラインを定めている。また、一部の都道府県では、災害支援団体のネットワークなどによって支援団体を受け入れるためのガイドラインを定めるなど、さまざまな対策が取られている。

■ ガイドラインの検証が必要

　しかし、こうした支援団体を受け入れる体制づくりには、まだまだ課題も残っている。支援団体の専門性は、特定の資格や基準があるわけではなく、経験に基づくものになっており、判断が難しいケースがある。医療職によるグループや建築士会などのいわゆる職能団体を除けば、多くの支援団体は災害時の支援活動の経験値が高いか低いかで判断せざるを得なくなってくる。しかし、経験値の高さでボランティアを区別していくというやり方をすることで、災害支援の経験のない団体や個人、あるいは被災者の自発的な活動が行いにくくなる可能性がある。自発的な活動を促進しつつ、支援団体の受け入れを進めていくためには、さまざ

まな被災地での経験をもち寄りながら、ガイドラインを検証し、常に更新していくことが必要である。

■ 新型コロナウイルス感染症流行下でもボランティアの力は必要

　新型コロナ流行下での災害ボランティアにはさまざまな課題が残っており、今まで通りの活動を行うことは難しい。しかし、さまざまな対策を講じながら、支援活動を拡大していくことが重要だ。なぜなら、災害ボランティアは単なる労働力ではなく、ボランティアとの出会いの中で、被災者が前を向いて歩き出す力を取り戻すことに意義があるからだ。そういった意味では、災害に特化した専門性のあるボランティアも必要であるが、専門性はなくとも被災者のそばに立ち、被災者とともに悩む存在としてのボランティアも必要であり、そうしたボランティアの多様性があるからこそ、被災者のニーズの抜け漏れを防いでいくことが可能となる。

　ガイドラインやマニュアルを整備すると、どうしても画一的なボランティア活動となりがちである。新型コロナ流行下での活動を促進するため、ガイドラインなどを整備していきつつ、常に活動を検証し問い直すことで、ボランティア、そして支援団体の多様性を確保していくことが非常に重要である。

おわりに

　地震や津波、豪雨などの自然災害が多く発生する日本では、災害支援に関心をもたれている人も多いでしょう。災害支援が話題に上がるときは、被災地で医療活動に取り組む日本赤十字社やDMATなどの法制度に裏づけされた各専門家チームだけでなく、医療以外の活動に取り組む災害ボランティアにもスポットライトが当たります。本書は被災地で活動する支援者を対象に、新型コロナウイルス感染症（以下、新型コロナ）のみならず、その他の感染症にも、被災者および支援者が罹患しないための参考書として作成しました。
　災害医療活動の分野では、自然災害の発生とともに発生しうる感染症や、避難者（避難所）の集団としての特性により考えられる感染症について、以前からその対策が求められてきました。このたびの新型コロナの蔓延により、災害発生時における医療活動の一環としての感染症対策が大きく注目されてきました。災害看護支援機構では、新型コロナの発生と自然災害、いわゆる複合災害に対応するため、また支援者が被災者に感染させない、支援者自身も感染しないという課題に立ち向かうため、2022年3月に『Withコロナの被災者援助マニュアル』を発刊しました。そのマニュアルをさらに学術的に進化させたものが本書で、新型コロナウイルスのみならず、避難所や避難場所で発生しやすい感染症全般を扱っています。
　感染症と災害には歴史をみても深いかかわりがあります。1918年から大流行したスペイン風邪は、世界中で約4000万人が犠牲になり、日本でも約38万人が死亡しました。その後、1923年に発生した関東大震災では約10万人の犠牲者を出し、主な死因は地震により二次的に発生した大火事と報告されています。当時、日本赤十字社は人々に感染症について注意喚起するため、「悪疫予防心得書」

を30万枚印刷して配布し、感染症予防を徹底した結果、東京府下（1943年に東京都へ改組）の感染症による死亡を赤痢2,500人、腸チフス3,300人余りでくいとめ、大流行を防止することができた、と『大正12年 関東大震災日本赤十字社救護誌』に記録されています。この「悪疫予防心得書」に大変に興味深い記述があるので、内容を一部紹介します。

伝染病の襲来　大災後の衛生

1．水道水の外生水を飲まぬこと
2．飲み水は必ず煮沸すること
3．腐れかかったもの、未熟の果物、不消のものは食わぬこと
4．大小便は必ず便所にすること
5．食事の前には必ず手をあらうこと
6．熱、下痢、嘔吐があるものはすぐ医師あるいは救護班にいくこと

（原文は文語体で記載）

　100年前の感染予防対応である「悪疫予防心得書」の内容は現代と共通しています。阪神・淡路大震災や東日本大震災時、被災者はビルの蔭で排泄したり、便器が排泄物であふれていたなど、大災害急性期には衛生インフラが100年前と同様な不備な状況に陥ってしまうことを改めて痛感させられます。はるか昔から自然災害に見舞われてきた日本人は、災害時の感染症発生に対応すべく、準備しておくべきであることを歴史が教えてくれます。被災地で活動する多くの方に本書を活用していただけることを願っています。

　最後に、本書の作成にあたり、日本看護協会出版会編集部の皆様にお世話になりました。お礼申し上げます。

2023年5月　小原 眞理子

索引

た・な行

索引

感染症流行下での被災者支援
コロナ禍の経験を次の災害に生かす

2023年6月20日　第1版第1刷発行　　　　　　　　　　　　　　　　〈検印省略〉

編集　山﨑達枝
（やまざきたつえ）

NPO法人 災害看護支援機構
（ほうじん　さいがいかんごしえんきこう）

発行　株式会社 日本看護協会出版会

　　　〒150-0001　東京都渋谷区神宮前5-8-2　日本看護協会ビル4階
　　　〈注文・問合せ／書店窓口〉TEL 0436-23-3271　FAX 0436-23-3272
　　　〈編集〉TEL 03-5319-7171
　　　https://www.jnapc.co.jp

装丁　臼井新太郎
印刷　株式会社フクイン

●本著作物（デジタルデータ等含む）の複写・複製・転載・翻訳・データベースへの取り込み、および
送信（送信可能化権を含む）・上映・譲渡に関する許諾権は、株式会社日本看護協会出版会が保有
しています。
●本著作物に掲載のURLやQRコードなどのリンク先は、予告なしに変更・削除される場合があります。

JCOPY 〈出版者著作権管理機構 委託出版物〉
本著作物の無断複製は著作権法上での例外を除き禁じられています。複製される場合は、その都度
事前に一般社団法人出版者著作権管理機構（電話 03-5244-5088、FAX 03-5244-5089、e-mail:
info@jcopy.or.jp）の許諾を得てください。

©2023 Printed in Japan　ISBN 987-4-8180-2586-8